死体検案と届出義務

医師法第21条問題のすべて

小田原良治

幻冬舎MC

死体検案と届出義務
医師法第21条問題のすべて

はじめに

前著『未来の医師を救う医療事故調査制度とは何か』（幻冬舎）で、私は、医療事故調査制度創設にかかわった者として後進に引き継ぐべく、制度創立に至った経緯を書いた。医療事故調査制度の創設は、医師法第21条問題で医療崩壊が起こったことが契機となった。すなわち、それまで、診療関連死には適用されて来なかった医師法第21条（異状死体等の届出義務）が診療関連死に適用されかねないという恐れが出てきたことが診療萎縮へと繋がったのである。こうして、医療崩壊を解決すべき医療事故調査制度の議論が始まったのであるが、医師法第21条問題がネックとなって、解決への道は遠かった。我々が、「医療の内としての医療事故調査制度」と「医療の外としての医師法第21条問題」を切り分けて制度設計しなければ解決は難しいということを提案し、我々の主張通り、医師法第21条の異状死体の判断基準は『外表異状』であることを明確にすることを前提にして、医療事故調査制度は創設に至ったのである。前著は、その意味もあり、医師法第21条の考察から書き始めたのである。

私は、前著を、これまで係わってきた医療事故調査制度のけじめとして、制度創設の経緯を正しく後進に伝えることを目的に出版した。ところが、前著出版の直後に、医療事故調査制度そのものを揺るがしかねない通知が厚労省から発出されたのである。幸いなことに、私はこの通知を、発出後直ちに手にすることができた。偶然にも、出版直後に、前著の出版意義が明瞭になったのである。このような契機で、今回、再び、医療事故調査制度創設の前提となった医師法第21条の解釈に関する論点と合意事項を再考し出版することを決断した。

　前著に記したように、医師法第21条（異状死体等の届出義務）の東京都立広尾病院事件判決の意味が『外表異状』という合憲限定解釈にあることが全ての基礎であり、医療事故調査制度創設に際し、東京都立広尾病院事件判決を基に厚労省が示した見解が医療事故調査制度創設の前提である。我々が、この医師法第21条の外表異状を主張し、これが受け入れられたものであるが、私がこの東京都立広尾病院事件判決の合憲限定解釈を学んだきっかけは、田邉昇医師・弁護士、佐藤一樹医師の著述であったことは、本書を出版するに当たり、特にここに記述し、感謝しておきたい。また、医師法第21条の司法的解決とも言うべき東京都立広尾病院事件判決に対し、行政的には、医療事故調査制度創設の論議の過程における、田原克志医事課長発言、大坪寛子医療安全推進室長発言、田村憲久厚労大臣答弁によって医師法第21条の解釈が明確にされたものであり、これらを前提に医療事故調査制度創設への合意が形成されたものであることを記しておきたい。

　二〇一九年（平成三十一年）二月八日付けの厚労省医政局医事課長通知の「医師が死体を検案するに当たっては、死体外表面に異常所見を認めない場合であっても、死体が発見されるに至ったいきさつ、死体発見場所、状況等諸般の事情を考慮し、異状を認める場合には、医師法第21条に基づき、所轄警察署へ届け出ること」との記述を見て、私は驚愕し、憤りを覚えた。厚労省が旗を振り、私も体調不良を抱えながらタフな論議を続け、創立に至った制度を、突然の一片の通知でめちゃくちゃにしかねない暴挙と思ったからである。また、私のもう一つの落胆は、この通知を契機に物知り顔で厚労省の通知を支持するような評論家的医療関係者の投稿がネット上に飛び交ったことである。

　しかし、今回、厚労省の事態収拾への動きは早かった。佐々木健医事課長とは、早期の収拾策を協議し、「医師法21条に関する懇談会」を開催し、誤解の解消に努めることで一致した。衆参両議院厚労委員会による議員質問に対する厚労省答弁も出された。さらに、実質的な収拾策として厚労省から、四月二十四日付けの「『医師による異状死体の届出の徹底について』（平成三十一年二月八日付け医政医発０２０８第３号厚生労働省医政局医事課長通知）に関する質疑応答集（Ｑ＆Ａ）について」という事務連絡が出され、これを受けて、死亡診断書記入マニュアルが修正され、追補版が出された。これらの矢継ぎ早の対応により、この問題は炎上することなく終息することができたのである。死因究明等推進基本法の成立は、さらに医師法第21条問題を安定化させることとなった。

　煽る人たち、乗っかる人たち、中途半端について行く人たち、関心を抱かずただ流される人たち、これらの複合がとんでもない結果になりかねないと私は実感した。このため、浅学菲才、法律の素人にもかかわらず、医師法第21条に関する歴史的経緯、関係裁判例、今回の騒動の経緯と終息の過程等を、法律的な面を中心に（専門外の人間が法律について書くのもおかしなことではあるが、我々医療者に密接な法である以上、当事者である我々が意見と解釈を提示する意味があるものと考える）、現実のやり取りを織り交ぜながら一冊にまとめたいと考えたのである。

本著書の真意は、行政官が、歴史的経緯を無視し、偏った自説によってとんでもない通知を二度と出してもらっては困るというメッセージである。医師法第21条の解釈は、難産の末誕生した医療事故調査制度と表裏一体の関係にある。医師法第21条の解釈変更は医療事故調査制度そのものの否定となり、死因究明制度そのものの命取りでもある。

二〇一九年（令和元年）六月六日に、死因究明等推進基本法が成立した。二〇一二年（平成二十四年）に成立した死因究明2法の内、時限立法であった死因究明等推進法の後継法として提案されながら、会期切れで廃案となったまま今日に至ったのが死因究明等推進基本法である。これにより、医療事故調査制度と合わせて、わが国の死因究明体制の枠組みができあがった。これらの事実の全体像のなかで医師法第21条も考えなければならない。言い方を変えれば、医師法第21条を軽々といじってはならないのである。

本書で、医師法第21条関連の重要事例である東京都立広尾病院事件判決については詳述した。まず最高裁判決から記載し、この最高裁判決の理解のために必須である東京高裁判決を記した。この両判決は、一言一句が重要なため、関係部分は判決全文を記載した。また、東京高裁判決の理解のために、東京地裁判決も、一部修正を加え、主要部分は、その全文を記載している。

本書は、医療を守るために全医療者、関係行政官、法律家に読んでいただきたいと思っている。法律的に稚拙なところはあろう、しかし、そこには医療者としての意思が含まれていると考えていただきたい。ここ数年の議論を経て、私は、医師と法律家とでは、その思考過程が全く異なることを認識した。どちらが正しいということでもない。ただ、医療者は、「法律的には……」という言葉に引きずられて、生噛りの法律知識をそのまま医療に適用してはならないと思っている。医師法第21条を始めとする幾多の条文は医療現場にとって重要条文である。条文も国語である以上、法律家の専売特許であっていいはずがない。国語の解釈として何が正しいか、医療現場はどう考えるかを問うてみることとした。医療現場に度々訪れる医師法第21条という暗い影を少しでも取り除くことができれば、本書執筆の意義があったと思っている。

目次

第1章　二〇一九年二月八日付け医事課長通知「医師による異状死体の届出の徹底について」の衝撃と誤解の解消

（1）医師法第21条の解釈は従来通り変わらず

『医師が死体を検案するに当たっては、死体外表面に異常所見を認めない場合であっても、死体が発見されるに至ったいきさつ、死体発見場所、状況等諸般の事情を考慮し、異状を認める場合には、医師法第21条に基づき、所轄警察署へ届け出ること』

二〇一九年二月八日付けで厚労省医政局医事課長から出された通知は、医療現場に波紋を呼んだ。我々が注目したのは、『死体外表面に異常所見を認めない』の部分であった。一見問題無いと思われる方もあるだろうが、我々にはこれは医師法第21条に関する、東京都立広尾病院判決および従来の厚労省見解を否定するものに思えたからである。

医療事故調査制度は、「医師法第21条は、死体を検案（外表を検査）して異状を認めた場合は所轄警察署に届け出る」といった合意を前提に制度創設に至ったものだが、今回の通知は、厚労省が十年に渡る歳月をかけて創設した医療事故調査制度を、自ら「ちゃぶ台返し」で崩壊に導きかねないもので、前代未聞の不祥事になりかねないと私は感じた。

結果として、厚労省にそのような意図はなく、この通知の内容も担当者による説明が不足していただけで、従来の厚労省見解、東京都立広尾病院事件判決に沿うものであることが確認され、医療現場に走った衝撃は解消された。問題点を認識し、直ちに対応した佐々木健医事課長の行動力に感謝するとともに、二度と担当者の暴走という問題を招かないことを祈りつつ、この一件についてのやりとりについて、説明して行こうと思う。

二〇一九年二月八日付け厚労省医政局医事課長通知

この、二月八日付けで出された医事課長通知は、「医師が死体を検案するに当たっては、死体外表面に異常所見を認めない場合であっても、死体が発見されるに至ったいきさつ、死体発見場所、状況等諸般の事情を考慮し、異状を認める場合には、医師法第21条に基づき、所轄警察署へ届け出ること」と書かれていた。

この通知は、厚労省は否定したが、おそらく、昭和四十四年三月二十七日に出された東京地裁八王子支部判決の引用であろう。もっとも、この東京地裁八王子支部判決文は、平成七年版死亡診断書・出生証明書・死産証書記入マニュアルに引用されたと思われるので、足立信也議員の、東京地裁八王子支部判決の引用ではないかとの質問（平成三十一年三月十四日参議院厚生労働委員会）に対し、厚労省が東京地裁八王子支部判決を引用したものではなく、厚労省としての法解釈であると述べたのも間違いではない。ただ、厚労省担当者が東京地裁八王子支部判決の全文を検討もせず、平成七年版死亡診断書・出生証明書・

死産証書記入マニュアルの記述を盲目的に踏襲したとすれば、もっと問題があると言わねばならないであろう。東京地裁八王子支部判決は、変死の疑いのある死体の検案（外表検査）を行う場合、死体が発見されるに至ったいきさつ、死体発見場所、状況等を念頭に検案した上で、外表に『異状』があると認めた場合に警察へ届け出ると判示しているのである。つまり、東京地裁八王子支部判決は診療関連死についての判示ではなく、変死体を検案する場合についての留意点につき判示したものである。

担当者の説明不足や勇み足で、あたかも厚労省が従来の「検案とは死体の外表を検査すること」との見解を否定したかのような誤解が生じ、医療現場が混乱したが、今回の通知は、東京都立広尾病院事件最高裁・東京高裁判決、従来の厚労省見解を修正するものではないことが明らかとなった。

厚労省はあらためて、二月八日付けで出された医事課長通知は、二〇一二年（平成二十四年）十月二十六日の田原克志医事課長発言や二〇一四年（平成二十六年）六月十日参議院厚労委員会での田村憲久厚労大臣答弁と同一の趣旨であったことを明言した。

三月十三日衆議院厚労委員会で医師法第21条の従来解釈を確認

二月八日付けの医事課長通知による混乱の収拾策につき、我々は協議を重ねたが、これらの経緯を、振り返ってみたい。

二〇一九年（平成三十一年）三月十三日の衆議院厚労委員会で、橋本岳議員の質問により、今回の医事課長通知が従来の厚労省見解通りであることが確認された。その応答を振り返ってみる。

橋本岳議員質問

「医師法第21条はずっと議論になっており、医療事故調査制度の議論もそもそもはそこから始まった。紆余曲折を経て、厚労省発言だとか答弁だとかによって、医師法第21条については、落ちついたが、二月八日通知で、医療関係者がざわついた……二〇一二年十月二十六日の田原医事課長発言、あるいは、二〇一四年六月十日参議院厚労委員会での田村厚労大臣答弁等があるが、それをこの通知によって変えようとするものなのか、それとも、答弁や発言というのはそのまま維持をされるものなのか」

吉田学医政局長答弁

「二〇一二年十月二十六日、医事課長が、『基本的には外表を見て判断するということ。外表を見るときに、いろんな情報を知っている場合もあるので、それを考慮に入れて外表を見る』と発言している。二〇一四年六月十日の参議院厚労委員会において田村厚労大臣が、医事課長発言を引用し、『死体の外表を検査し、異状があると医師が判断した場合には、これは警察署に届ける必要がある』と答弁した。今回の通知は、いずれの発言とも、同趣旨の内容」

橋本岳議員質問

「田原医事課長が、『厚労省が診療関連死について届け出るべきだというようなことを言ったことはない』と答弁をしている。田村大臣の方でも同旨の発言があり、『医師法第21条は、医療事故等々を想定しているわけではなく、これは法律制定時より変わっていない』という話がある。そこについても確認を」

吉田学医政局長答弁

「今回の通知については、従来の解釈あるいは従来の私どもの法第21条について申し上げていることについて何ら変わることもなく、同趣旨を改めて確認させていただいた。……厚労省としては、医師法第21条に基づく届出の基準について、全ての場合に適用し得る一律の基準を示すことが難しいということから、個々の状況に応じて死体を検案した医師が届出の要否を個別に判断するものというふうにまず考えている。そういう意味で、本年二月の医事課長通知においては、異状死体の届出の基準そのものではなくて、医師が異状を認めるか否かを判断する際に考慮すべき事項という点について改めて示したものである」

医療現場の冷静な対応を求めた

二〇一九年（平成三十一年）三月十四日開催された、医療法務研究協会主催の「医師法21条に関する懇談会」において、佐々木健医事課長から前記衆議院厚労委員会質疑応答と同一の発言があり、今回の通知は、東京都立広尾病院事件判決および従来の厚労省見解と全く変わっていないことが確認された。これらの確認を受け、私は、医療崩壊を回避すべく、医療現場に従来通り冷静に対応するよう求めた。

医療法務研究協会主催「医師法21条に関する懇談会」

一連の騒動の収拾のために、まず行ったのが医療法務研究協会主催の「医師法21条に関する懇談会」の開催である。事態収拾のきっかけとなった重要な懇談会なので、第6章（1）に、その議事録を掲載する。

医師法第21条についての呼びかけは応急処置であった

これらの対応は、医師法第21条に関する突発的でとんでもない医事課長通知発表に対して採った応急処置であった。虫の知らせと偶然とが重なり、幸運にも二月八日付け通知を私は、ほぼ、発出と同時に把握できた。たまたま上京予定もあったので、直ちに対応を開始した。

確定したはずの、医師法第21条の根幹である『外表異状』の解釈に急に衝撃が襲った。突然のことであり、状況把握に手間取ったが、応急処置として、積極的に発信しながら全貌の把握に努めた。全体像が明らかになって来るとともに、いろんな方々の協力が得られ、医師法第21条の解釈は、完全に従来の考えに戻って行ったのである。医療事故調査制度の前提として、医師法第21条の理解と解決が如何に重要であるかを本書で再度検討しておきたいと思う。

(2) 二〇一九年二月八日付け医事課長通知「医師による異状死体の届出の徹底について」の問題点

突然出された医事課長通知であり、状況が全く分からない状況では、とにかく、意見を発信することが重要と考え、とりあえず、二月八日付けの医事課長通知に真っ向から反論した。既に出された通知である。真正面から批判するだけでは何の成果も期待できない。とりあえず問題の通知を無力化することを目指した。医療現場に情報発信しながら、井上清成弁護士と善後策を協議した。当時、直ちに発信した見解は以下のようなものであった。五里霧中で当時発表した内容を次にそのまま記載したい。

二月八日の医事課長通知「医師による異状死体の届出の徹底について」は、「医師が死体を検案するに当たっては、死体外表面に異常所見を認めない場合であっても、死体が発見されるに至ったいきさつ、死体発見場所、状況等諸般の事情を考慮し、異状を認める場合には、医師法第21条に基づき、所轄警察署へ届け出ること」としている。この通知は不明瞭で問題のある通知である。好意的に読んだとしても舌足らずの不完全通知である。通知中における『異状』と『異常』の使い分けがよく分からない。誤解を招かないよう、補足・修正が必要である。

東京地裁八王子支部判決――『異状』と『異常』

通知は一九六九年東京地裁八王子支部判決を一部切り取った解釈のようなので、まず、判決に沿って考える。

本判決には誤りがあるが、医師法第21条についての論旨は明瞭であり、厚労省通知の参考にされている判決と思われる。判決は、まず、①医師が死体を検案して異状があると認めたときの届出規定が医師法第21条であると述べ、②変死者又は変死の疑いのある死体がある時は検察官が検視を行う（刑事訴訟法）と法律の立て付けを述べている。

その上で、a「死因」（死亡の原因）についての「異状」の考え方は「病理学的な異状」（死亡診断書対応）であり、b「死体」についての「異状」の考え方は「法医学的異状」（死体検案書対応）と解すべきであるとする。したがって医師法第21条の、医師が死体を検案（外表を検査）し、異状があるとの判断を行う場合は、死体自体の外表面だけから認識できる異状だけでなく、死体が発見されるに至ったいきさつ、死体発見場所、状況、身許、性別等諸般の事情に『異常』を認めた場合は（変死の疑いがあるので、）それを念頭に検案（外表を検査）し判断することとしている。

また、医師法第21条で医師に警察への届出義務を課しているのは、死体がa病死（自然死）である場合は問題ないが、b死体の発見（死体として発見されること）は、犯罪と結びつく場合があるので、死体が発見されるに至ったいきさつ、死体発見場所、状況、身許、性別等諸般の事情等に『異常』がないかを念頭に置いて検案し、『異状』が認められた場合には、所轄警察署に届出をさせ（医師法第21条）、捜査官に死体検視の要否を決定させる（刑事訴訟法）としている。

この東京地裁八王子支部判決は、変死の疑いある死体の検案（外表検査）を行う場合は、死体が発見されるに至ったいきさつ、死体発見場所、状況等の『異常』を念頭に検案した上で、外表に『異状』があると認識した場合の警察への届け出と解される。

本判決に基づいて、『異状』と『異常』の意味を考えれば、『異状』とは死体の状態のことであり、検案（死体の外表を検査）して外表の状態が『異状』ということである。一方、『異常』は、死体が発見されるに至ったいきさつ、死体発見場所、状況、身許、性別等諸般の事情等が「常ではない」、『異常』との意味であろう。

医師法第21条と厚労省見解

医師法第21条（異状死体等の届出義務）は、「医師は、死体又は妊娠4月以上の死産児を検案して異状があると認めたときは、24時間以内に所轄警察署に届け出なければならない」と規定し、同33条の2に罰則規定がある。この規定は、「異状死体」の届出義務であり、「異状死」の届出義務ではない。死体（dead body）と死（death）は別物である。この「死体」と「死」の違いが混同され、診療関連死に対する異状死体等の届出義務違反として医師が逮捕され、「医療崩壊」を招いた。

しかしながら、東京都立広尾病院事件判決（二〇〇三年東京高裁判決、二〇〇四年最高裁判決）に基づき、二〇一二～一四年にかけて、厚労省は、田原克志医事課長発言、大坪寛子医療安全推進室長発言、田村憲久厚労大臣発言（いずれも肩書は当時）で、「異状死体」と「異状死」の混同という過去の誤りを修正した。田原克志医事課長は、二〇一二年十月二十六日、厚労省の「第8回医療事故に係る調査の仕組み等のあり方に関する検討部会」で、「厚労省は診療関連死について届け出るべきと言ったことはない」と述べ、「死体の外表を見た医師が検案して、異状だと考える場合は警察署に届け出る」、「異状と判断できなければ届出の必要はない」と述べている。これを受け、大坪寛子医療安全推進室長は、鹿児島県での講演で、「外表異状説というものを、担当の医事課長から話をした」と述べ、田原克志医事課長発言を『外表異状説』と命名した。田村憲久厚労大臣は、国会で、「医師法第21条は、医療事故等々を想定しているわけではなく、これは法律制定時より変わっていない」と述べ、「医師法第21条は、死体又は死産児については、殺人、傷害致死、死体損壊、堕胎等の犯罪の痕跡を止めている場合があるので、司法警察上の便宜のためにそれらの異状を発見した場合の届出義務を課している」と答弁している。

　厚労省は二〇一五年度版死亡診断書記入マニュアルにおいて、「異状死体」と「異状死」を明確に区別する改訂を行い、二〇一四年度版で記載していた「（注）『異状』とは『病理学的異状』ではなく、『法医学的異状』を指します。『法医学的異状』については、日本法医学会が定めている『異状死ガイドライン』等も参考にしてください」との文言を削除した。また「外因による死亡またはその疑いのある場合には、異状死体として24時間以内に所轄警察署に届出が必要となります」との文言も削除した。経過の異状である「異状死」と外表の異状である「異状死体」を明確に区別した適切な記載となったのである。

東京都立広尾病院事件判決

医師法第21条の判決としては、東京地裁八王子支部判決の他に、東京都立広尾病院事件地裁・高裁・最高裁判決がある。経過の異状説によると言われている東京地裁判決は、東京高裁で破棄された。東京高裁は、「医師法第21条にいう死体の検案とは、医師が、死亡した者が診療中の患者であったか否かを問わず、死因を判定するためにその死体の外表を検査することをいい、死亡した者が診療中の患者であって、死亡診断書を交付すべきであると判断した場合であっても、死体を検案して異状があると認めたときは、同条に定める届出義務が生じる」とした。また、「外表の明確な異状の認識が必要」とも述べている。

最高裁は、この東京高裁判決を支持し、「医師法第21条にいう死体の検案とは、医師が死因等を判定するために死体の外表を検査すること」と述べている。東京高裁、最高裁ともに医師法第21条を合憲限定解釈した。

二月八日付け医事課長通知「医師による異状死体の届出の徹底について」

前述した『異状』と『異常』の使い分けを踏まえると、二月八日通知の「死体外表面に異常所見を認めない」との表現は不適切である。そもそも人間は健康が「正常」であり、皮膚の色が悪い、唇が紫色であるなど、健康な状態と比べたときに「おかしい」というのが異常である。死体の皮膚（外表面）はそもそも「異常」なのである。したがって、皮膚（外表面）が人間として正常ではないが、死体としては問題ないと考えられる外表面の状態（普通の状態）を医師法第21条は『異状なし』という単語で表現したと考えられる。つまり、『異状なし』が普通の状態である。変死を疑われる死体（死体発見場所、状況等諸般の事情に『異常』がある死体）を検案（外表を検査）する場合は、これらを念頭において検案（外表を検査）して『異状』があると認識した場合は届け出ると読むべきであろう。

本通知は、変死体について、「医師が死体を検案するに当たっては、死体の外表面のみの異状ではなく、死体が発見されるに至ったいきさつ、死体発見場所、状況等諸般の事情が『異常』であれば、これらを考慮して検案し、外表に『異状』を認める場合には、医師法第21条に基づき、所轄警察署へ届け出る」ということであろう。厚労省は誤解を招かぬよう明瞭にすべきであると考える。

また、通知の前書きで例示している「熱中症」の届出義務は、現場の混乱を引き起こすのみで甚だ不適切である。「熱中症」を外因死と捉えたとしても、そもそも、「異常死」と「異状死体」を区分して適切に改訂した二〇一五年度版死亡診断書記入マニュアルを再び、両者を混同した問題記述に後戻りさせることになる。「熱中症」対策が不要と言っているのではない。「熱中症」を届け出るとすれば、保健所あるいは都道府県等への『連絡』とするのが適切であろう。決して、医師法第21条に基づく警察への届出義務であってはならない。

第2章　医師法第21条（異状死体等の届出義務）条文の歴史的経緯

（1）医師法第21条の歴史と異状死体の意味するもの

医師法第21条（異状死体等の届出義務）の原型は、旧医師法施行規則第9条（明治三十九年）である。同条は、「醫師死體又は四箇月以上の死産児を検案し異常ありと認むるときは24時間以内に所轄警察官署に届出へし」となっており、昭和十七年十月国民医療法施行規則第31条で『異常』の文字が『異状』に変わり、「醫師死體又は四箇月以上の死産児を検案し、異状ありと認むるときは24時間以内に所轄警察署に届出べし」となった。その後、昭和二十三年七月、現在の医師法第21条「医師は、死体又は妊娠4月以上の死産児を検案して異状があると認めたときは、24時間以内に所轄警察署に届け出なければならない」となったのである。

現在の医師法第21条は『異状』の文字が使われているのに対し、旧医師法施行規則第9条では『異常』の文字が使われている他は、ほぼ、同一の条文と言っていい。その解釈も従来の考えを継承して来ていると考えてよさそうである。

「醫師法醫師會法釈義」による旧医師法施行規則第9条の解説

　旧医師法施行規則の解説書としては、大正三年、山崎佐著『醫事法律叢書第一篇：醫師法醫師會法釈義』がある。同書は死体の定義について、『死體』とは、「常識で判断するもので、人の死屍一般を指す。地位、身分、年齢、男女を問わない」としている。『異常』の定義に関しては諸説あり、死體又は死産児自体の外観的異常のみで判断するとした狭義の客観説から、検案した医師が異常ありと認識した時は届け出るべきとする純主観説まで諸説あると述べている。同書は折衷説を支持し、本条文は医師に「届出の義務を命じて、間接的に殺人堕胎の如き犯罪捜査の便に供するものである」としている。犯罪捜査への協力として考えると、「医師が死体に異常を認めた時は、四囲の状況を考慮して、一般的医師の判断として異常ありと認識した時は、24時間以内に所轄警察署に届出るべき」と述べている。「診療関連死」は、同条の対象となっていない。四囲の状況の異常とは、死産児を便壺内より発見した場合、又は往来稀な山間で発見された死體等としている。『検案』とは、（診療中の患者死亡の場合に発行される死亡診断書ではなく、）診療中の患者以外の死体について死体検案書を発行すべき場合の死體外表面の診察とされている。

一九一八年（大正七年）大審院判決と異常死体

　旧法である医師法施行規則第9条の判決として、大正七年大審院判決がある。

一九一八年（大正七年）大審院判決は土砂による圧死の頭蓋骨骨折事例であり、『外表異状』事例である。本事例は被告人医師が、頭蓋骨骨折で死亡した明らかな『外表異状』事例に死体検案書を発行したものである。死体検案書を発行したにもかかわらず、病名を頭蓋骨骨折、死因を病死、死亡場所を患家の自宅とした記載の不整合事例である。大審院判決のみで、一審、二審の判決文がないため、その内容は不明であるが、大審院は上告を棄却している。大審院判決によれば、本事例は、診療関連死ではない死体の検案事例であり、明確な『外表異状』事例であるにもかかわらず警察への届出を行わなかった事例である。死体検案書の記載の整合性の無さが敗訴の原因と言ってよさそうである。大正七年大審院判決については別項で詳述したいが、本判決は、上告趣意書を引用しながら、漢字を使い分けることによって「死体」の意味の違いを区別して述べている。本判決は、「所論は……」と述べながらも、その内容を詳述しているところから考えると、論旨には、弁護側主張を取り入れた内容であると考えられる。論旨は、広い意味の「死体」には、山崎佐同様『死屍』。山崎佐が「常識で判断」とした死体の定義については、「誰が見ても死亡していることが確実で、死後多少の時間を経過した死体」とし、『屍體』の文字を当てている。その上で、警察に届出義務のある『死體』とは、①医師の診療を受けていない人の死體で、②誰が見ても死亡していることが確実な『屍體』であって、③検案して『異常』を認めたものとしている。ここに言う『異常』とは、「犯罪の疑いのあるもの」の意味である。大審院判決は、変死体についての犯罪捜査協力のため、警察に届け出るべき死体の定義を明らかにしたものと言えよう。

一九六九年（昭和四十四年）東京地裁八王子支部判決と異状死体等の届出義務

一九六九年（昭和四十四年）東京地裁八王子支部判決は、行方不明の老女が、人通りもない人家もない山中の沢の中で死体で発見された事例である。本判決についても別項で詳述する。

本判決は、「医師法にいう死体の異状とは単に死因についての病理学的な異状をいうのではなく死体に関する法医学的な異状と解すべきである」と述べているが、この「病理学的」、「法医学的」の意味は医学で言う病理学・法医学ではない。法医学的異状とは犯罪を意味する。変死体の外表を検案するに際し、死体発見の四囲の状況の異常を考慮し、死体の外表を検査することと述べているのである。山崎佐は「四囲の状況」の異常を、「往来稀な山間で発見された死體等」としているが、これがまさに、東京地裁八王子支部判決の「死体が発見されるに至ったいきさつ、死体発見場所、状況、身許、性別等諸般の事情に『異常』を認めた場合」である。医師法第21条は、旧医師法施行規則第9条当時から、①医師が診療を行っていない死体（診療関連死以外）についての規定である。同法の適用範囲は②明らかな死体（『屍體』）であり、③検案して（『屍體』の外観で）、④『異状』を認めた死体である。検案（外表を検査、あるいは外観上）を行うに際しては、死体自体の外表面だけから認識できる異状だけでなく、周囲の状況の『異常』（犯罪を疑わせる異常）を念頭に、死体の外表面（外観）を検査し、『異状』を認めた場合に届出義務が発生する。

まさに、「異状死」ではなく「異状死体」の届出義務を意味している。変死体の検案に関する記述である。

東京都立広尾病院事件

本事例は、看護師の単純過誤事例である。この裁判の争点は、「医師が死体を検案して異状があると認めた」と認定できるか否かであり、それに伴い、医師法第21条に定める「検案」の意義が争われた。従来、医師法第21条にいう「検案」とは、「死体検案書を交付すべき場合に死体を検案した場合に限られる」との見解がなされており、東京地裁もこの立場に立ち、「診療中の傷病以外の原因で死亡した疑いのある異状が認められるときは、死体を検案した医師は医師法第21条の届出をしなければならない」と述べ、「患者に病状が急変するような疾患等がなく、看護師が消毒液を誤って注入したかもしれないと聞き、薬物を誤投与したことによる急変ではないかと思い、右腕の色素沈着にも気付いていた。患者の死亡を確認し、死亡原因が不明と判断しているので、『死体を検案して異状があると認識していた』」と判示している。いわゆる、経過の異状説である。東京地裁が自己が診療していた患者の死亡に医師法第21条を適用したことから、自己負罪拒否特権（憲法第38条1項）との整合性という新たな問題を引き起こしたと考えられる。

東京都立広尾病院事件の東京高裁判決

　東京高裁は、「従来の医師法第21条にいう『検案』とは、死体検案書を交付すべき場合に死体を検案した場合に限られるとの見解に立てば、死亡診断書を交付すべき場合か、死体検案書を交付すべき場合かを先ず決しなければならないことになるが、死亡時点でこれが必ずしも客観的に明らかでないこともあり、医師がその判断に迷うこともある」と述べている。さらに東京高裁は、「そもそも、検案自体の医学上の定義は『医師が死因を判定するために死体の外表検査を行うこと』であるとし、ＤＯＡ（Dead On Arrival）や当該事例等の境界事例で、『死体を検案して異状があると認めた』場合は届出義務が生じる」とした。

　東京高裁は、「医師法第21条にいう死体の『検案』とは、医師が、死亡した者が診療中の患者であったか否かを問わず、死因を判定するためにその死体の外表を検査することをいい、死亡した者が診療中の患者であって、死亡診断書を交付すべきであると判断した場合であっても、死体を検案して異状があると認めたときは、同条に定める届出義務が生じる」と述べている。ただ、本事例は、死亡診断時点では、外表の異状を明確には認識していたとは認定できないとし、届出義務の発生起点である「異状」の認識時点は、「外表の異状を明確に認識した」病理解剖時点であるとして、第一審判決を破棄した。

　この判決の判旨からすれば、診療していた患者が死亡し、死因が不明で死亡診断書が書けない場合に「死因を判定するために、改めて、その死体の外表を検査（検案）する」ということであり、死因が推定可能で死亡診断書が書ける場合は検案対象ではないということであろう。

東京都立広尾病院事件第一審判決を受け、東京高裁は、論点であった『検案』の定義を「死因を判定するために死体の外表を検査すること」と明確にすることによって、東京地裁が踏み込んだがために自己負罪拒否特権に抵触しかねない診療関連死との境界領域について、「異状」の判断に際しての憲法違反を回避した。高裁判決は、「医師法第21条が要求しているのは、異状死体等があったことのみの届出であり、それ以上の報告を求めるものではないとし、憲法第38条1項（自己負罪拒否特権）に違反することにはならない」と判示している。

東京都立広尾病院事件の最高裁判決

最高裁は二〇〇四年、東京高裁判決を受け、「（1）医師法第21条にいう死体の「検案」とは、医師が死因等を判定するために死体の外表を検査することをいい、当該死体が自己の診療していた患者のものであるか否かを問わない。（2）死体を検案して異状を認めた医師は、自己がその死因等につき診療行為における業務上過失致死等の罪責を問われるおそれがある場合にも、医師法第21条の届出義務を負うとすることは、憲法第38条1項に違反しない」と述べている。

言うまでもないが、最高裁判決は東京高裁判決を容認したものであり、判決の主旨は

（1）部分である。検案を死体の外表を検査することとの限定解釈を前提に、憲法違反を回避し、（2）部分で「異状死体等があったことのみの届出」であることから医師法第21条が憲法違反ではないと判示したのである。

厚労省見解と判例

二〇〇〇年代に入り、「医療崩壊」と言われるようになった原因の一つは医療訴訟の増加と警察の介入であった。日本法医学会異状死ガイドラインがバイブルのように喧伝され、医療現場は混乱した。筆者らは、法医学会異状死ガイドラインは一学会の見解に過ぎず、医療崩壊に至った原因は、一九九五年（平成七年）に厚労省が死亡診断書記入マニュアルに「法医学会ガイドライン参考」の文字を入れ、行政との一体性を思わせたことと、二〇〇〇年（平成十二年）に厚労省が、医療過誤は警察に届出を行うよう記した「リスクマネージメントマニュアル作成指針」を出したことにあると述べて来た。医療事故調査制度論議に際し、厚労省は、死亡診断書（死体検案書）記入マニュアルから「法医学会ガイドライン参考」の文字を削除するとともに、「リスクマネージメントマニュアル作成指針」通知を失効させた。このように、厚労省が過去の問題点を修正したことにより、医療事故調査制度創設に至ったのである。医療事故調査制度と医師法第21条は別物といいながら、表裏一体と述べているのは、このように、医療事故調査制度創設の経緯で、厚労省が、障害となっていた死亡診断書（死体検案書）記入マニュアルとリスクマネージメントマニュアル作成指針の問題点を修正し、かつ、医師法第21条の解釈を『外表異状』と容認したことにより、議論が一気に進んで、制度創設に至ったからである。

田原医事課長発言、田村厚労大臣答弁とリスクマネージメントマニュアル作成指針の失効

　リスクマネージメントマニュアル作成指針は、厚労省医政局医事課の田原克志医事課長が二〇一二年に、本通達は国立病院宛ての通達であり、民間病院は対象外である旨を明言し、その後、国立病院が独法化されたことにより失効している（平成二十七年七月三日、日本産婦人科協会宛て厚労省医政局医療経営支援課回答）。医師法第21条に関して、田村厚労大臣答弁も田原医事課長発言も、「厚労省は診療関連死の届出を想定していない。死体の外表を検査し、異状があると医師が判断した場合に届け出る」と述べており、これは二〇一九年（平成三十一年）三月十三日、十四日の衆参両議院厚労委員会質問や四月二十四日付けの「『医師による異状死体の届出の徹底について』（平成三十一年二月八日付け医政医発０２０８第３号厚生労働省医政局医事課長通知）に関する質疑応答集（Ｑ＆Ａ）について」、平成三十一年度版死亡診断書（死体検案書）記入マニュアル追補版等で再度確認されている。

厚労省通知文言の由来と判例

　一九九五年版（平成七年版）「死亡診断書・出生証明書・死産証書記入マニュアル」Q

&Aでは『異状』の定義について「病理学的意味での異状ではなく、法医学的な異状を指す」と記載がある。東京地裁八王子支部判決（一九六九年）の引用であろう。東京地裁八王子支部判決の「法医学的異状」とは、大審院判決（一九一八年）のいう「法律的視点による異状」であり、「犯罪を疑わせる異状」の意味である。

同マニュアルは「（医師法第21条の）趣旨にかんがみれば、DOAで死亡した者の中で外因死の疑いがある等死因の明らかでないものについて、警察署と連携をとり合うことは、医師に求められている社会的責任」と記載している。診療関連死以外の死体で、医療機関に搬入時点で死亡していたもののなかで、犯罪を疑わせるものは警察と連携をとることを「社会的責任」と述べ、法的義務と切り離して警察との連携を促している。これは、現在、医療現場で行われている医師法第21条の運用と同様である。筆者らが述べている如く、「医師法第21条の届出の判断基準は『外表異状』であるが、犯罪の疑いある死体を検案した場合は、医師法第21条の届出ではなく、警察に『連絡』すべきものである」との意見と同一記載であり、これを、「社会的責任」と呼んでいる。決して刑罰を伴う「法的義務」ではない。

二〇一九年二月八日付け医事課長通知「医師による異状死体の届出の徹底について」も東京地裁八王子支部判決の一部が引用されている。三月十三日、十四日の衆参両議院厚労委員会や四月二十四日付けの「『医師による異状死体の届出の徹底について』（平成三十一年二月八日付け医政医発０２０８第３号厚生労働省医政局医事課長通知）に関する質疑応答集（Q&A）について」において、厚労省から「医師法第21条に基づく届出は、個々の状況に応じて死体を検案した医師が届出の要否を個別に判断するものである。今回の医事課長通知は、異状死体の届出基準そのものではなくて、医師が異状を認めるか否かを判断する際に考慮すべき事項」と示された。このことから判断すれば、医師法第21条は診療関連死以外の死体についての規定であることを前提として、診療関連死以外の死体の検案に対する留意事項を述べたもの、即ち、大審院判決（一九一八年）から変わらずに、路上等にある死体（屍體）の検案時に四囲の状況を考慮して外表を見るべきであるとの意を記載したものと厚労省が補足説明したと言えよう。医師法第21条は旧法以来、変死体の検案の規定である。

　医療機関到着時死亡（DOA, cardiopulmonary arrest on arrival《CPAOA》）等については、現状も犯罪の疑いあるものは、医師法第21条としてではなく、警察への協力として「連絡」を行っており、筆者らも同様の運用がなされるべきであると述べている。まさに社会的責任を履行しているというべきであろう。今回の通知は、現実の医療現場の運用を理解せずに机上のみで発出してしまった、言わずもがなの通知であったというべきである。本通知に対しては、これまでの解釈との整合性等について疑義が生じたが、厚労省の素早い対応で大事に至らずに済んだ。

本項のまとめ

本来、医師法第21条は旧医師法施行規則第9条当時から、診療関連死を対象としたものではなく、診療関連死以外の変死体の届出義務であった。一九一八年（大正七年）大審院判決、一九六九年（昭和四十四年）東京地裁八王子支部判決のいずれも『外表異状』（外表を検査し異状を認めた死体）を『異状』の判断根拠としている。ただ、変死体の検案に際し、周囲の状況の『異常』を念頭に『外表の異状』を判断するということと考えられる。

二〇一九年（平成三十一年）二月八日付けの医事課長通知（「医師による異状死体の届出の徹底について」）で、従来の解釈との整合性に疑義が生じたが、結論としては、医師法第21条の解釈は従来通り、診療関連死以外の死体についての規定であり、死体の外表を検査して異状を認めたものについては届出義務がある。ただ、診療関連死以外の死体については、検案を行うに際し、死体が発見されるに至ったいきさつ、死体発見場所、状況等を考慮して死体の外表を検査し、死体外表に異状が認められた場合は警察署に届け出る義務が生じるという解釈という結論に至った。もちろん、死体を検案して犯罪の疑いを持った場合は医師の社会的責任として、警察に「連絡」し連携をとるべきことは言うまでもないであろう。

ちなみに、東京地裁八王子支部判決は医師法第20条部分の判旨に誤りがある。誤りある判決文を行政通知に引用することについては違和感を禁じ得ない。

（２）東京都立広尾病院事件判決の歴史的意味

東京都立広尾病院事件については別項で詳述するが、異状死体等の届出義務の歴史的流れの一コマとして、ここで概略とその意味を考察したい。本事件は、看護師がヘパリン生食液と消毒液を取り違えて注入し、患者が死亡した事件である。被告人は同病院の院長であるが、担当医と共謀して医師法第21条の警察への届出義務を怠ったとして起訴された。被告人（院長）は無罪を主張し、事実関係と法令適用を争ったが、第一審、第二審ともに有罪とされ、上告したものである。上告趣意は、（１）医師法第21条にいう死体の『検案』とは、医師が死後初めて当該死体に接して、その死体を検分することを言い、生前患者であったものについて死後検分することは、医師法第21条にいう『検案』に該当しない。（これは、旧医師法施行規則第９条当時から、ずっと医療現場で常識とされて来た見解である）（２）仮に、生前に患者であった者に対して行う死後の検分が『検案』に該当するとしても、担当医は業務上過失致死等の刑事責任を問われるおそれがあり、届出を義務付ける医師法第21条の規定は憲法第38条１項で保障する自己負罪拒否特権に反するとした。しかし、最高裁は、上告棄却するとともに、職権で判示を行った。この最高裁判決には憲法違反である等の批判があった。

判例時報１８６１号によれば、一般に、『検案』とは、「医師が死者の外表検査により死因や死因の種類を判定する業務」とされ、（１）診療中の患者であった者は含まれないとする消極説、（2）原則的には含まれないが、診療中の患者でも、交通事故など、別個の原因による死亡の場合は含まれるとする原則消極説、（3）診療中の患者も含まれるとする積極説があるとされているが、積極説は東京都立広尾病院事件第一審判決後に現れた見解であり、このような見解はそれまで皆無であったとしている。この積極説の論拠に二〇〇〇年（平成十二年）八月に出された、厚労省「リスクマネージメントマニュアル作成指針」が挙げられている。この経緯をみても厚労省の安易な対応が医療現場に混乱を与えた元凶と言えよう。同指針について、二〇一二年（平成二十四年）十月二十六日の第8回医療事故に係る調査の仕組み等のあり方に関する検討部会で、田原克志医事課長は同通知は国立病院等のみを対象とした通知であり、他の医療機関を対象としたものではない旨明言した。また、同通知は、国立病院等の独法化に伴い失効した旨、二〇一五年（平成二十七年）七月三日、厚労省医政局医療経営支援課が回答している。

　厚労省は従前より一貫して、医師法第21条は医療事故等々を想定した規定ではない旨の立場をとって来た。ところが、安易に出されたリスクマネージメントマニュアル作成指針が拡大解釈され、医療現場の混乱をもたらしたため、厚労省は、田原課長発言で、軌道修正を図ったものであろう。消極説は従来からの見解であり、「死体検案書」は診療中の患者以外の者が死亡した場合に作成されるものであるとされて来た。大正七年大審院判決も東京地裁八王子支部判決もこのような見解に立ったものと思われる。原則消極説の根拠も「死体検案書」と「死亡診断書」の使い分けを根拠にしており、昭和二十四年厚生省通知

（昭和二十四年四月十四日医発第３８５号、次項に記載）を根拠としていると考えられている。

「異状」については、法医学的異状とされており、これは、犯罪が疑われる死体という意味であり、旧医師法施行規則第９条から一貫した厚労省見解と言えよう。判決文そのものについては別項で記述したい。

医師法第20条但書に関する件（昭和二十四年四月十四日医発第３８５号　各都道府県知事宛厚生省医務局長通知）

　表記の件に関し若干の誤解の向きもあるようであるが、先の通り解すべきものであるので、御諒承の上貴管内の医師に対し周知徹底方特に御配慮願いたい。

記

1　死亡診断書は、診療中の患者が死亡した場合に交付されるものであるから、苟くもその者が診療中の患者であった場合は、死亡の際に立ち会っていなかった場合でもこれを交付することができる。但し、この場合においては法第20条の本文の規定により、原則として死亡後改めて診察をしなければならない。

法第20条但書は、右の原則に対する例外として、診療中の患者が受診後24時間以内に死亡した場合に限り、改めて死後診察しなくても死亡診断書を交付し得ることを認めたものである。

２　診療中の患者であっても、それが他の全然別個の原因例えば交通事故等により死亡した場合は、死体検案書を交付すべきである。

３　死体検案書は、診療中の患者以外の者が死亡した場合に、死後その死体を検案して交付されるものである

（参考）医師法第20条（無診察治療等の禁止）

医師は、自ら診察しないで治療をし、若しくは診断書若しくは処方せんを交付し、自ら出産に立ち会わないで出生証明書若しくは死産証書を交付し、又は自ら検案をしないで検案書を交付してはならない。但し、診療中の患者が受診後24時間以内に死亡した場合に交付する死亡診断書については、この限りでない。

原則消極説にいう交通事故等別個の原因による死亡の場合は医師法第21条に該当するとの見解は、この厚労省通知によるものと言えるが、この見解は従来から医療現場に定着していた見解である。この昭和二十四年四月十四日通知は撤回されたとの誤解があり、在宅医療に支障を来したため、厚労省は再度、確認のための通知、医師法第20条ただし書の適切な運用について（平成二十四年八月三十一日、医政医発０８３１第1号）を発出した。参考のために、以下に平成二十四年通知を記載しておく。

（参考）医師法第20条ただし書の適切な運用について（平成二十四年八月三十一日、医政医発０８３１第1号）（各都道府県医務主管部（局）長あて厚生労働省医政局医事課長通知）

医師法（昭和23年法律第２０１号）第20条ただし書の解釈については、「医師法第20条但書に関する件」（昭和二十四年四月十四日付け医発第３８５号各都道府県知事宛厚生省医務局長通知）でお示ししていますが、近年、在宅等において医療を受ける患者が増えている一方で、医師の診察を受けてから24時間を超えて死亡した場合に、「当該医師が死亡診断書を書くことはできない」又は「警察に届け出なければならない」という、医師法第20条ただし書の誤った解釈により、在宅等での看取りが適切に行われていないケースが生じているとの指摘があります。

こうした状況を踏まえ、医師法第20条ただし書の解釈等について、改めて下記のとおり周知することとしましたので、その趣旨及び内容について十分御了知の上、関係者、関係団体等に対し、その周知徹底を図るとともに、その運用に遺漏のないようお願い申し上げます。

記

1　医師法第20条ただし書は、診療中の患者が診察後24時間以内に当該診療に関連した傷病で死亡した場合には、改めて診察をすることなく死亡診断書を交付し得ることを認めるものである。このため、医師が死亡の際に立ち会っておらず、生前の診察後24時間を経過した場合であっても、死亡後改めて診察を行い、生前に診療していた傷病に関連する死亡であると判定できる場合には、死亡診断書を交付することができること。

2　診療中の患者が死亡した後、改めて診察し、生前に診療していた傷病に関連する死亡であると判定できない場合には、死体の検案を行うこととなる。この場合において、死体に異状があると認められる場合には、警察署へ届け出なければならないこと。

3　なお、死亡診断書（死体検案書）の記入方法等については、「死亡診断書（死体検案書）記入マニュアル」（厚生労働省大臣官房統計情報部・医政局発行）（http://www.mhlw.go.jp/toukei/manual/）を参考にされたい。

第３章　東京都立広尾病院事件判決

（1）東京都立広尾病院事件最高裁判決と医師法第21条

東京都立広尾病院事件裁判第一審の東京地裁判決は、控訴審の東京高裁で破棄された。上告審の最高裁判決の原審は東京高裁判決である。医師法第21条を理解するためには、東京都立広尾病院事件最高裁判決と、原審である東京高裁判決を一体として理解することが不可欠である。合憲限定解釈という手法で医師法第21条にいう「異状死体」を明確に定義づけた東京高裁判決を最高裁は支持したのである。

東京都立広尾病院事件最高裁判決を以下に記述したい。

東京都立広尾病院事件最高裁判決

【事件番号】最高裁判所第３小法廷判決／平成十五年（あ）第１５６０号
医師法違反、虚偽有印公文書作成、同行使被告事件

【判決日付】平成十六年四月十三日

【判示事項】

1　医師法第21条にいう死体の「検案」の意義

2　死体を検案して異状を認めた医師がその死因等につき診療行為における業務上過失致死等の罪責を問われる恐れがある場合の医師法第21条の届出義務と憲法第38条1項

【判決要旨】

1　医師法第21条にいう死体の「検案」とは、医師が死因等を判定するために死体の外表を検査することをいい、当該死体が自己の診療していた患者のものであるか否かを問わない。

2　死体を検案して異状を認めた医師は、自己がその死因等につき診療行為における業務上過失致死等の罪責を問われるおそれがある場合にも、医師法第21条の届出義務を負うとすることは、憲法第38条1項に違反しない。

【主文】

本件上告を棄却する。

【理由】

1　弁護人○○○○、同○○○○の上告趣意のうち、医師法第21条の「検案」の解釈について、憲法第31条違反、法令解釈の誤りをいう点について所論は、違憲をいう点を含め、実質は単なる法令違反の主張であって、刑訴法第４０５条の上告理由に当たらない。なお、所論にかんがみ職権で判断すると、【要旨1】医師法第21条にいう死体の「検案」とは、医師が死因等を判定するために死体の外表を検査することをいい、当該死体が自己の診療していた患者のものであるか否かを問わないと解するのが相当であり、これと同旨の原判断は正当として是認できる。

2　同上告趣意のうち、医師法第21条の適用につき憲法第38条1項違反をいう点について所論は、死体を検案して異状を認めた医師は、その死因等につき診療行為における業務上過失致死等の罪責を問われるおそれがある場合にも、異状死体に関する医師法第21条の届出義務（以下「本件届出義務」という）を負うとした原判決の判断について、憲法第38条1項違反を主張する。そこで検討すると、本件届出義務は、警察官が犯罪捜査の端緒を得ることを容易にするほか、場合によっては、警察官が緊急に被害の拡大防止措置を講ずるなどして社会防衛を図ることを可能にするという役割をも担った行政手続上の義務と解される。そして、異状死体は、人の死亡を伴う重い犯罪にかかわる可能性があるものであるから、上記のいずれの役割においても本件届出義務の公益上の必要性は高いというべきである。他方、憲法第38条1項の法意は、何人も自己が刑事上の責任を問われるおそれのある事項について供述を強要されないことを保障したものと解されるところ（最高裁昭和二十七年（あ）第８３８号同三十二年二月二十日大法廷判決・刑集11巻2号８０２頁参照）、本件届出義務は、医師が、死体を検案して死因等に異状があると認めたときは、そのことを警察署に届け出るものであって、これにより、届出人と死体とのかかわり等、犯罪行為を構成する事項の供述までも強制されるものではない。また、医師免許は、人の生命を直接左右する診療行為を行う資格を付与するとともに、それに伴う社会的責務を課するものである。このような本件届出義務の性質、内容・程度及び医師という資格の特質と、本件届出義務に関する前記のような公益上の高度の必要性に照らすと、医師が、同義務の履行により、捜査機関に対し自己の犯罪が発覚する端緒を与えることにもなり得るなどの点で、一定の不利益を負う可能性があっても、それは、医師免許に付随する合理的根拠のある負担として許容されるものというべきである。

以上によれば、【要旨2】死体を検案して異状を認めた医師は、自己がその死因等につき診療行為における業務上過失致死等の罪責を問われるおそれがある場合にも、本件届出義務を負うとすることは、憲法第38条1項に違反するものではないと解するのが相当である。このように解すべきことは、当裁判所大法廷の判例（昭和二十七年（あ）第４２２３号同三十一年七月十八日判決・刑集10巻7号１１７３頁、昭和二十九年（あ）第２７７７号同三十一年十二月二十六日判決・刑集10巻12号１７６９頁、昭和三十五年（あ）第６３６号同三十七年五月二日判決・刑集16巻５号４９５頁、昭和四十四年（あ）第７３４号同四十七年十一月二十二日判決・刑集26巻９号５５４頁）の趣旨に徴して明らかである。

3　同上告趣意のその余の主張について
　所論は、違憲をいう点を含め、実質は単なる法令違反、事実誤認の主張であって、刑訴法第４０５条の上告理由に当たらない。

　よって、同法第４０８条により、裁判官全員一致の意見で、主文のとおり判決する。

最高裁判決の意味

　この最高裁判決の原審は東京高裁判決である。最高裁は東京高裁判決を容認し、上告を棄却した。最高裁判決を理解するためには、東京高裁判決を知らなければならない。両者は一体として考えるべきである。一方、東京高裁は医師法第21条違反部分で東京地裁判決を破棄、自判している。東京高裁が明確にした争点を考えると、東京地裁判決のどの部分が東京高裁と見解を異にし、破棄に至ったのかが重要である。東京高裁は論点を明瞭に示した。それを踏まえて最高裁は東京高裁判決を支持したのである。

　最高裁は、【要旨1】部分で、「医師法第21条にいう死体の「検案」とは、医師が死因等を判定するために死体の外表を検査することをいい、当該死体が自己の診療していた患者のものであるか否かを問わないと解するのが相当であり、これと同旨の原判断は正当として是認できる」と述べている。ここで、「これと同旨の原判断は正当として是認できる」と述べているように、この部分は東京高裁判決と同じということである。医師法第21条について、東京高裁は判決文で、「医師が死体を検案して異状があると認めたと認定できるかが問題である」と問題点を明確にした上で、事実認定に先立ち、争点となった『検案』の意義について見解を示している。東京高裁は、「医師法第21条にいう死体の『検案』とは、医師が、死亡した者が診療中の患者であったか否かを問わず、死因を判定するためにその死体の外表を検査すること」と定義しており、最高裁判決の【要旨1】部分と同一内容である。

　両者を比較検討すると、最高裁の判決文は、「医師法第21条にいう死体の『検案』とは、医師が死因等を判定するために死体の外表を検査すること」という『検案』の定義の文と、「当該死体が自己の診療していた患者のものであるか否かを問わない」という医師法第21条の対象となる死体についての文との二つの文で構成されている。東京高裁の判決文の医師法第21条の内容を、敢えて、分割することにより、判旨を明瞭にしたものと思われる。その上で、まず、医師法第21条にいう『検案』の定義を【要旨1】の第一文（前半部分）に明示したものであろう。最高裁は、【要旨1】の第二文（後半部分）で、第一文の『検案』の対象を、自己の診療していた患者であるか否かを問わず全ての死体であると判示しており、これが【要旨2】部分の判旨へと繋がっている。

　この【要旨1】部分の文章構成を基本に考えると、【要旨1】部分と【要旨2】部分の関係が明瞭となって来るであろう。

　最高裁判決は、【要旨2】部分で、「死体を検案して異状を認めた医師は、自己がその死因等につき診療行為における業務上過失致死等の罪責を問われるおそれがある場合にも、本件届出義務を負うとすることは、憲法第38条1項に違反するものではないと解するのが相当である。」と述べている。この【要旨2】部分は、【要旨1】部分を前提としての見解である。すなわち、「医師法第21条にいう死体の『検案』とは、医師が死因等を判定するために死体の外表を検査すること」であり、それは、「当該死体が自己の診療していた患者のものであるか否か」に関係はなく、そのように考えるならば、医師法第21条の届出義務は、単に、検案して異状を認めた死体の存在を届け出るだけであり、その死体と検案した医師との関係を届け出る必要はないので、医師法第21条は何ら憲法違反規定ではないという判決であろう。

【要旨1】部分

「医師法第21条にいう死体の『検案』とは、医師が死因等を判定するために死体の外表を検査することをいい、当該死体が自己の診療していた患者のものであるか否かを問わない」。この部分が最高裁判決の根幹である。東京高裁は、控訴審の論点に、医師法第21条にいう死体の『検案』の定義があることを明らかにするとともに、事実認定の前提として、「医師法第21条にいう死体の『検案』とは、医師が死因等を判定するために死体の外表を検査すること」であると東京高裁の見解を明示した。医師法第21条に言う死体の『検案』とは、死体の外表を検査することであり、異状とは「外表異状」である。また、これは当該死体が自己の診療していた患者のものであるか否かを問わないとしたのである。これは、従来言われていたように、先ず死亡診断書か死体検案書かを考える必要はなく、死亡診断書を交付する場合、死体検案書を交付する場合に関係なく、死因を調べるため、死体の『検案』（外表の検査）をして、「外表異状」という客観的異状が認められると認定された場合は届出義務が発生するとしたものである。

【要旨2】部分

「死体を検案して異状を認めた医師は、自己がその死因等につき診療行為における業務上過失致死等の罪責を問われるおそれがある場合にも、本件届出義務を負うとすることは、憲法第38条1項に違反するものではない」との判示は、医師法第21条を【要旨1】の如く、「死体の『検案』とは、医師が死因等を判定するために死体の外表を検査すること」であると『検案』の定義を限定解釈し、届出の対象は、「当該死体が自己の診療していた患者のものであるか否かを問わない」のであるという前提に立って、【要旨1】のように解釈すれば、医師法第21条は、憲法に違反しないとの解釈を示したものである。憲法判断に関して、医師法第21条は、捜査の端緒という司法警察上の義務のほか、場合によっては、警察官が緊急に被害拡大防止措置を講ずるなどの社会防衛という行政手続上の義務を併せ持つとしつつ、医師法第21条は、【要旨1】の解釈によるので、医師が死体を検案して異状があるということだけの届出をすれば良いのであり、届出人と死体とのかかわり等、犯罪行為を構成する事項の供述を強制されるものではないので、自己負罪拒否特権に違反しないと判示している。

最高裁は、東京高裁が言うように、「検案」とは死体の外表を検査することであるとし、

「外表異状」に基づいて判断すべきであると述べている。また、憲法との関係にも言及し、「届出人と死体とのかかわり等、犯罪行為を構成する事項の供述までも強制されるものではない」として医師法第21条の憲法違反を否定した。異状死体の判断を「外表異状」とすることにより、合憲限定解釈手法により憲法との関係を整理したものである。この最高裁判決は、医師法第21条の「異状死体」の判断は「外表異状」として司法としての決着をつけたものである。この判決は刑集（刑事判例集）に登載されており、下級審を縛るものである。判例に反する判決は、それ自体が上訴理由となるし、また、判例変更には最高裁大法廷の開催が必要であるので、「異状死体」の届出義務は「外表異状」によるものと確定したというべきであろう。

　最高裁判決は、基本的人権である自己負罪拒否特権（憲法第38条1項）に抵触しないように、医師法第21条を限定解釈した結果であると言えよう。

　この最高裁判決について、佐伯仁志教授は、「医療過誤によって患者を死亡させて刑事責任を追及されるおそれのある医師に医師法第21条の届出義務を課し、その違反を処罰することは、憲法第38条1項（自己負罪拒否特権）に反する疑いが強い。すなわち、医師法第21条の届出義務制度は、一般的には合憲だとしても、業務上の過失によって患者を死亡させた医師に適用される場合には、適用違憲となる疑いが強い」と述べ、「医療過誤を犯して刑事責任を追及されるおそれのある医師は、医師法第21条の届出義務を負わないものと解すべきである」と述べている（ジュリスト増刊『ケース・スタディ生命倫理と法』、二〇〇四年十二月Ｐ69）。

高山佳奈子教授も「人の生命や健康に資することこそが医師という資格の特質であって、刑事司法への協力は医師の資格と本来関係がない。医師法第21条の義務は、まさに捜査の端緒を得させるために設けられているのであるから、これが自己負罪拒否特権と正面衝突することは明らかである（ジュリストＮｏ．１８３『医事法判例百選』、二〇〇六年九月Ｐ８）」と論破している。また、院長を共同正犯として処罰したことに関して、「共同正犯が成立するには、一般に、互いの行為を利用・補充し合う関係が必要であり、不作為の場合には、作為を妨げる方向に働くかなり積極的な関与が必要だと解される。そのように強力な関与ならば、強要罪その他の犯罪類型で補足すれば足りる」とし、院長を共同正犯とした判決に批判的見解を述べている。

東京都立広尾病院事件最高裁判決の総括

本項で、東京都立広尾病院事件の最高裁判決を紹介した。かつて、最高裁判決の【要旨2】部分のみを強調する意見が横行した。これに、法医学会「異状死ガイドライン」が重なり、死亡全例警察届出の風潮が定着したため、医療崩壊の途をたどった。しかしながら、原審である東京高裁判決をしっかりと検討した上で、この最高裁判決を読むと、主たる部分は【要旨1】部分であることが分かる。合憲限定解釈を行い、医師法第21条の届出は「外表異状」によることを明示したものである。【要旨2】部分は、【要旨1】部分の解釈を前提とすれば、「所轄警察署への届出は、死体を検案して異状があった場合に届出」のみの規定であり、「届出人と死体とのかかわり等を届出」る規定ではないので、憲法第38条1項に違反するものではないとの憲法判断を行ったものである。

（2）東京都立広尾病院事件東京高裁判決と医師法第21条

東京高裁は東京地裁判決を破棄し、自判した。東京高裁の医師法第21条に関する判断は、そのまま最高裁で支持された。東京都立広尾病院事件控訴審である東京高裁判決は重要な判決であるので、判決文の主要部分はそのまま記載し、医師法第21条との関係で、判決の意義を検討する。

東京都立広尾病院事件東京高裁判決

【事件番号】東京高等裁判所判決／平成十三年（う）第2491号
医師法違反、虚偽有印公文書作成、同行使被告事件

【判決日付】平成十五年五月十九日

【判示事項】医師法第21条の法意

【判決要旨】医師法第21条にいう死体の「検案」とは、医師が、死亡した者が診療中の患

者であったか否かを問わず、死因を判定するためにその死体の外表を検査することをいい、死亡した者が診療中の患者であって、死亡診断書を交付すべきであると判断した場合であっても、死体を検案して異状があると認めたときは、同条に定める届出義務が生じる。

【主文】

原判決を破棄する。

被告人を懲役一年及び罰金二万円に処する。この裁判が確定した日から三年間その執行を猶予する。

【理由】

本件控訴の趣意は、主任弁護人○○○、弁護人○○○、同○○○が連名で提出した控訴趣意書記載のとおりであり、これに対する答弁は、検察官○○○が提出した答弁書記載のとおりであるから、これらを引用する。

第1　不法に公訴を受理したとの主張について　　省略

第2　医師法違反事実（原判示第一）についての事実誤認の主張について

論旨は、要するに、原判決は、甲病院院長であった被告人が、甲病院整形外科医師で、Aの主治医として同女の診療をしていたD医師において、平成十一年二月十一日午前10時44分頃、甲病院でAの死体を検案した際、E医師から看護師がヘパリンナトリウム生理食塩水と消毒液ヒビテングルコネート液を取り違えて投与した旨の報告を受け、かつ、同死体の右腕の血管部分が顕著に変色するなどの異状を認めたのであるから、所轄警察署に届け出なければならないのに、D医師らと共謀の上、上記異状を認めたときから24時間以内にD医師をして所轄の警察署にその旨の届出をさせなかった（原判示第一）という医師法違反の事実を認めたが、①D医師は、Aの死亡の確認（死亡宣告）をした際、主に病死を疑っていたもので、Aの右腕の色素沈着を認識しておらず、死体を検案していないし、死体の検案をした認識もなく、死体の異状を認識していなかった、②D医師は自らの届出義務について意識していなかったから、届出を甲病院に委ねていたということもあり得ず、甲病院での被告人らの会議も医師法上の届出義務を意識したものではなかった、被告人はD医師が死体を検案したことを全く知り得なかったし、知らなかったからD医師と被告人との共謀もあり得ない、したがって、上記のとおり認定した原判決には、事実の誤認がある、というのである。

そこで、所論にかんがみ検討するに、D医師が平成十一年二月十一日午前10時44分頃、Aの死亡を確認した際、その死体を検案して異状があるものと認識していたものと認めた原判決の認定には誤りがあるというべきである。以下、その理由を説明する。

【1】関係各証拠によれば、Aの死亡に至るまでの経緯及びその後の状況等については、以下のとおりと認められる。すなわち、Aは、昭和五十年関節リウマチを発症し、平成六

年から乙病院で治療を受け、この間併発症の高血圧及び甲状腺機能異常も治療していたところ、平成十年八月東京に転居し、丙クリニックで内科的治療を受けたが、左中指疼痛及び腫脹が増強したため、平成十一年一月八日、甲病院整形外科を受診した。甲病院では、当初被告人が診察した結果、左中指滑膜切除手術を行うこととなり、Ｄ医師が手術を担当することになった。Ａは、術前検査の結果、血液検査で炎症反応の上昇が見られたほかは、血液一般、生化学、甲状腺機能、胸部レントゲン、心電図検査では特に異常は認められなかった。Ａは、平成十一年二月八日、甲病院に入院し、５２０病棟5号室1ベッドに入った。入院後もＡの血圧は安定しており、全身状態も問題なく、同月九日までリマチル、ロキソニン、レニベース、チラジン及びリンデロンを内服した。Ａは、同月十日、Ｄ医師により左中指滑膜切除手術を受けた。術中、血圧の変動も少なく、手術は1時間24分で終了し、成功した。術後も血圧は安定しており、夕方には意識がはっきりし、リマチル、ロキソニン、レニベース、チラジン、プレドニン及びハイペンを内服した。術後の経過は良好で入院期間10日くらいで退院できる予定であった。

同月十一日午前8時15分頃、Ｆ看護師は、病棟処置室において、Ａに対して使用するヘパリンナトリウム生理食塩水（以下「ヘパ生」という。）を準備するに当たり、充填済みの注射筒部分に「ヘパ生」と黒色マジックで記載されたヘパ生10ml入り注射器を保冷庫から取り出して処置台に置いた。そして、これと並行して他の入院患者であるＢに対して使用する、消毒液ヒビテングルコネート液（以下「ヒビグル」という。）を準備するため、新しい10ml入り注射器を使用してこれを同注射器に吸入し、これを前述のヘパ生入り注射器と並べて処置台に置いた。そして、Ｆ看護師は、このヒビグル入り注射器の中味が直ぐわかるように、メモ紙に黒色マジックで「Ｂ様洗浄用ヒビグル」と手書きし、このメモ紙をヒビグル入り注射器にセロハンテープで貼り付けたつもりであったが、その注射器に「ヘパ生」と書いてないことを確認しなかったため、誤ってヘパ生入り注射器に同メモ紙を貼り付け、他方、もう一本のヒビグル入り注射器をヘパ生入り注射器と誤信した。

同日午前8時30分頃、Ｆ看護師は、ビクシリン（抗生剤）の点滴をするため、ビクシリンと点滴セット、アルコール綿のほか、注射器1本をＡの所に持って行き、点滴の準備をして、同注射器やアルコール綿等を床頭台の上に置いた。このときＦ看護師は、ビクシリンの点滴終了後に行うヘパロック（患者に刺した留置針の周辺で血液が凝固するのを防ぐため、血液凝固防止剤であるヘパ生を点滴器具に注入して管内に滞留させ、注入口をロックする措置）用に使用するため、ヘパ生入り注射器を持参したつもりであったが、実際にはヘパ生ではなく、ヒビグル入り注射器であった。Ｆ看護師は、同日午前8時35分頃、Ａが朝食及びトイレを終えるのを待って、ビクシリンの点滴を開始した。

同日午前9時頃、Ａはナースコールをして、応答したＧ看護師に対し、点滴の終了を告げた。Ｇ看護師は、5号室に赴き、同日午前9時3分頃、Ａに対し、置いてあった注射器を使ってヘパ生を点滴したつもりであったが、その際、床頭台に置かれていた注射器にはヘパ生が入っていると軽信し、ヘパ生入り注射器に記載されているはずの、黒色マジックによる「ヘパ生」の記載を確認しなかったため、結果としてヒビグルの点滴を開始した。この結果、ヒビグル約１mlがＡの体内に注入され、残り約９mlは点滴器具内に残留した。

同日午前９時５分頃、Ｆ看護師が５号室に赴いてＡに声をかけたところ、Ａは、「何だか気持ち悪くなってきた。胸が熱い気がする。」と言って苦痛を訴え、胸をさする動作をした。この後、血圧を測定すると、最高血圧は１３０mmHg以上であった。

同日午前９時15分頃、Ａは、顔面蒼白となり、「胸が苦しい。息苦しい。両手がしびれる」などと訴えたことから、当直のＥ医師の指示により、血管確保のため維持液（ソルデム３Ａ）の静脈への点滴が開始された。この頃、Ａの血圧は最高１９８mmHg、最低７８mmHgであり、心電図検査の結果は、Ｖ１でＳＴ波の上昇、Ｖ４でＳＴ波の下降があったが軽度であり、不整脈はみられなかった。

この頃、Ｆ看護師は、処置室でヘパ生と黒色マジックで書かれた注射器が置いてあるのを見付けて薬剤の取り違えに気付き、病室内のＥ医師を手招きして呼び出し、出てきたＥ医師に「ヘパ生とヒビグルを間違えたかもしれません。」と告げた。ソルデム３Ａの点滴は、点滴器具内に残留していたヒビグル約９mlを全量Ａの体内に注入させることになり、これが致死原因となった。同日午前９時30分頃、Ａは、突然意識レベルが悪化し、眼球が上転し、心肺停止状態になった。Ｅ医師ほか１名の医師が心臓マッサージと人工呼吸を行い、Ａは病室から処置室へ移され、ボスミンを投与（心腔内注射及び静脈内点滴）された。

同日午前10時20分ないし25分頃、Ｄ医師が到着し、Ａに対し心臓マッサージを行ったが、その際、D医師は、E医師から容態が急変した前後の状況及びF看護師が薬剤を間違えて注入したかもしれないと言っていることを聞かされた。D医師は、心臓マッサージを数分間行ったが蘇生の気配が全くなかったため、心臓マッサージを他の医師と交代して、別室でAの夫Cら親族に対する状況説明を行い、親族の意向も聞いて、人工呼吸等の蘇生措置を止め、同日午前10時44分にAの死亡を確認した。D医師は、Aの死亡後、胸部レントゲン検査を実施し、「左気胸（ボスミン心注あるいは心マッサージによる肋骨骨折のために起こした）、心臓は右方に変位、前縦隔の拡大はなし」とカルテに結果を記載した。その後、D医師は、死亡原因が不明であるとして、その解明のために病理解剖の了承を親族に対して求め、これを得た。その後、看護師らは、死後の処置（エンゼルケア）を行った。蘇生措置から死後処置をしている間に、複数の看護師がAの右腕血管部分に沿って、血管が一見して紫色に浮き出ているという異常な状態であることに気付いていた。

　Aの死亡した日は祝日であり、被告人は、外出していたが、電話で、患者が急死し、薬物中毒の可能性もあること、薬剤の取り違えの可能性があること、明日病理解剖の予定であることなどの説明を受け、明朝対策会議を開くことを決定した。

　翌二月十二日、被告人は、D医師からAの死亡については心筋梗塞の所見があるが、看護師が薬を間違えたかもしれないと言っている旨の報告を聞いた後、被告人、副院長2名、H事務局長、I医事課長、庶務課長、看護部長、看護科長及び看護副科長による対策会議を開いた。A死亡に関する書面が配布され、それらに基づき看護副科長による報告が行われた。その後、F看護師はヒビグルとヘパ生を間違えたかもしれない旨涙声になりながら説明し、D医師は心筋梗塞の疑いがあることを指摘した。その後、今後の対応について協議したところ、J副院長が「医師法の規定からしても、事故の疑いがあるのなら、届け出るべきでしょう」と言ったほか、他の出席者も警察に届け出ることを口々に言い出したことから、被告人も「警察に届出をしましょう」と言って決断し、警察に届け出ることにいったん決定し、被告人は、これを監督官庁である東京都衛生局病院事業部に電話連絡するよう指示した。

相談を受けた病院事業部では検討の結果K副参事が病院に「これまで都立病院から警察に事故の届出を出したことがないし、詳しい事情も分からないから、今から職員を病院の方に行かせる」旨連絡した。これを受けて、甲病院では、病院事業部の職員が来るのを待ち、同日午前11時すぎ頃、Kが甲病院に到着した。Kは、被告人に対し、これまで都立病院では届出をしたことがない、職員を売るようなことはできない、衛生局としては消極的に解釈している、旨発言したため、被告人は、他の病院幹部に「しょうがないでしょう」と述べて、警察への届出はしないまま、遺族の承諾を得た上、病理解剖を行うことに決定した。なお、被告人が、I課長をして所轄の渋谷警察署に届け出させたのは、同月二十二日である。

同月十二日午後1時頃、病理医のL医師は、D医師、M整形外科医長らの立会いの下、Aの病理解剖を開始した。外表所見では、右手根部に静脈ラインの痕、右手前腕の数本の皮静脈がその走行に沿って幅５から６㎜前後の赤褐色の皮膚斑としてくっきりと見え、それは前腕伸側及び屈側に高度、手背・上腕下部に及んでいるのが視認され、Ｌ医師によれば、Ｄ医師は、前腕の皮膚斑を見て、少し驚いている感じ、わあ、すごいなと思った様子であり、これまであまり確実な自覚を持っていたようには見えなかった。Ｄ医師らはこれをポラロイドカメラで撮影した。Ｌ医師は、これらＡの遺体の右腕の静脈に沿った赤い色素沈着は静脈注射による変化で、劇物を入れたときにできたものと判断し、協力を依頼していた病理学の大学助教授で法医学の経験もあるＮ医師の到着を待って執刀することにした。Ｎ医師はＡの状況を見て、警察ないし監察医務院に連絡しようと提案した。これを受けて、甲病院検査科Ｏ技師長は、Ｉ課長に対し、「病理医の先生がこの患者さんに病理解剖はできない、警察へ連絡しなくちゃいけないんじゃないでしょうかと言っている」と対応について問い合わせたが、Ｉ課長は被告人と相談の上、警察に届けなくても大丈夫ですと回答した。これを受けて、Ｏ技師長が、許可が出ましたから始めて下さいと言ったところ、Ｌ医師ら病理医は、監察医務院の方から後は面倒を見るから法医学に準じた解剖をやってくれと言われたと理解し、解剖が始められた。解剖所見としては、右手前腕静脈血栓症及び急性肺血栓塞栓のほか、遺体の血液がさらさらしていること（これは溶血状態であることを意味し、薬物が体内に入った可能性を示唆する）が判明し、心筋梗塞や動脈解離症などをうかがわせる所見は特に得られず、「右前腕皮静脈内に、おそらく点滴と関係した何らかの原因で生じた急性赤色凝固血栓が両肺に急性肺血栓塞栓症を起こし、呼吸不全から心不全に至ったと考えたい」と結論された。解剖後に、Ｍ医長は、被告人に対し、撮影したポラロイド写真を持参して、右腕の血管から薬物が入ったようだと説明したほか、Ｌ医師は、被告人に対し、副院長二人、事務局長、看護部長のいる場で、薬物の誤った注射によって死亡したことはほとんど間違いがないことを確信を持って判断できる旨、報告した。同日夕方、Ｄ医師は、Ｌ医師と相談の上、死亡の種類を「不詳の死」とするＡの死亡診断書を作成し、被告人に見せた後にＣに交付した。

その後同年三月十一日に至るまで、Ｌ医師の見解を否定する判断材料をＤ医師及び被告人が入手した形跡は見当たらない。かえって、同月五日、組織学的検査の結果が判明し、前腕皮静脈内及び両肺動脈内に多数の新鮮凝固血栓の存在が確認され、これは前腕の皮静脈内の新鮮血栓が両肺の急性血栓塞栓症を起こしたと考えられる要素であったほか、心臓の冠動脈の硬化はごく軽度であり、内腔の狭窄率は25％以下であり、肉眼的、組織学的に冠動脈血栓や心筋梗塞は認められず、その他の臓器にも死因を説明できるような病変は認められなかった。

同年三月九日頃、Ｈ事務局長は、Ｃから保険関係の書類を作ってほしいと依頼を受け、翌十日頃、Ｃから死亡診断書と死亡証明書の用紙を受け取り、同月十一日、Ｄ医師にこれを交付して作成を求めた。その際、Ｄ医師は、Ｈ事務局長から被告人と相談して書くように言われた。これら書類の提出先や使用目的については、Ｈ事務局長は、Ｄ医師に何も説明しなかったが、Ｄ医師は、死亡診断書用紙の冒頭に保険会社の名前があることに気付き、保険金請求用に必要だと理解した。D医師は、鉛筆で下書きを始めたが、最初の二月十二日に書いた死亡診断書では保険の方がうまくいかないのだろう、死因は薬物中毒の可能性が高いが、解剖報告書には肺血栓塞栓症との記載もあったので、病死にするのか中毒死にするのかなどとその死因の記載について悩み、同年三月十一日夕方頃、被告人に相談に行った。被告人は、「困りましたね」と行って、副院長二人を呼び、さらに後からH事務局長も加わって、話し合った。J副院長は、病名がついているので病死でもいいんじゃないですかと意見を述べ、被告人もそういうことにしましょうと述べて死亡原因は病死とすることになった。そして、直接の死因については、急性肺血栓塞栓症という病名を記載することについても、被告人の意見に従ってDが記載し、死亡診断書及び死亡証明書を作成した。その後、M医長に死亡診断書及び死亡証明書を見せたところ、M医長は、「死亡の種類」が病死とされていたため、これはまずいんじゃないのと言って、翌三月十二日、被告人、J副院長、H事務局長と話をしに行き、この病死はまずいんじゃないですかと意見を述べたが、被告人は、昨日みんなで相談して決めたことだからこれでいいですと回答し、結局そのまま、同日中に、H事務局長によって、死亡診断書及び死亡証明書はCに交付された。

【2】そこで、検討するに、医師法第21条は、「医師は、死体又は妊娠4月以上の死産児を検案して異状があると認めたときは、24時間以内に所轄警察署に届け出なければならな

い」と定めている。

本件においては、まず、D医師がAの死体を検案して異状があると認めたと認定できるかが問題である。

その事実認定に先立ち、当審においては、医師法第21条に定める「検案」の意義を争点の一つとして当事者間の議論がなされたので、この点につき、当裁判所の見解を示しておくことにする。

＊ア　まず、医師法第21条にいう死体の『検案』とは、医師が、死亡した者が診療中の患者であったか否かを問わず、死因を判定するためにその死体の外表を検査することをいい、医師が、死亡した者が診療中の患者であったことから、死亡診断書を交付すべき場合であると判断した場合であっても、死体を検案して異状があると認めたときは、医師法第21条に定める届出義務が生じるものと解すべきである。

イ　従来、医師法第19条２項、第20条に定める、死亡診断書を交付すべき場合と死体検案書を交付すべき場合の区別が論じられてきた。この点につき、昭和二十四年四月十四日厚生省医務局長通知（医発第３８５号。以下「昭和二十四年通知」という）は、「1　死亡診断書は、診療中の患者が死亡した場合に交付されるものであるから、苟しくもその者が診療中の患者であった場合は、死亡の際に立ち会っていなかった場合でもこれを交付することができる。但し、この場合においては法第20条の本文の規定により、原則として死亡後改めて診察をしなければならない。

法第20条但書は、右の原則に対する例外として、診療中の患者が受診後24時間以内に死亡した場合に限り、改めて死後診断しなくても死亡診断書を交付し得ることを認めたものである。

2　診療中の患者であっても、それが他の全然別個の原因例えば交通事故等により死亡した場合は、死体検案書を交付すべきである。

3　死体検案書は、診療中の患者以外の者が死亡した場合に、死後その死体を検案して交付されるものである」と述べる。

このような医師法第19条2項、第20条に関する解釈の影響を受けて、医師法第21条にいう『検案』とは、死体検案書を交付すべき場合に死体を検案した場合に限られるとする趣旨の見解が見られた。原判断も、「診療中の傷病以外の原因で死亡した疑いのある異状が認められるときは、死体を検案した医師は医師法第21条の届け出をしなければならない」と説示しているところからすると、このような見解の流れに立つものと思われる。これによれば、当該事例が、死亡診断書を交付すべき場合か、あるいは、死体検案書を交付すべき場合かをまず決すべきことになるが、実際問題として、その死亡の時点でこれが必ずしも客観的に明らかでないこともあり、また、医師がその判断に迷うこともあると思われる。

ウ　翻って、死亡診断書を交付すべき場合であっても、死亡診断のために死体の検案をすることはあり得る。昭和二十四年通知が、死亡の際に立ち会っていなかった場合につき、死亡後の診察という表現にしたのは、医師法第20条本文が規定する、診察したときは診断書を、検案したときは検案書を交付するとの区分けに忠実に考えたからと思われる。しかし、そもそも、検案それ自体の、医学上の定義は、医師が死因を判定するために死体の外表検査を行うことをいうとされてきたものであり、そこには、診療中の患者であったか否かによる限定はない。実質的にも、近時、ＤＯＡ（医療機関搬入時に心停止・呼吸停止状態）の場合でも、医師がまだ死亡していないと判断し、診療を行ったときは、死亡診断書を交付すべきであると説明されてきたが、そこには境界的事例があり得るし、また、本件のような医療過誤の場合、昭和二十四年通知の解釈として、診療中の疾病と「全然別個の原因」といえるかにつき、医師が判断に迷う場合もあり得る。してみると、医師が死亡診断書を交付すべき場合であると判断したとのいわば形式的理由により、死体を検案して異状を認めておりながら、医師法第21条に定める届出義務が生じないとすることは相当でない。つまり、医師法第21条にいう『検案』を死体検案書を交付すべき場合に死体を検案した場合に限定することは相当でない。したがって、【要旨】医師法第21条にいう死体の『検案』とは、医師が、死亡した者が診療中の患者であったか否かを問わず、死因を判定するためにその死体の外表を検査することをいうものと解すべきであり、医師が、死亡した者が診療中の患者であったことから、死亡診断書を交付すべき場合であると判断した場合であっても、死体を検案して異状があると認めたときは、医師法第21条に定める届出義務が生じるものと解すべきである。

エ

ところで、検察官は弁論要旨において、昭和二十四年通知を合理的に解釈すると、「『検案』とは、医師が診療中でない者が死亡した場合に、死体を検分して死因等を判断することはもちろん、診療中の患者が死亡した場合も、生前の診療に基づいて死因等を判断することができないときは、『死亡診断』をなし得ないのであるから、改めて死後に死体を検分して死因等を判断するほかなく、この場合に死体を検分して死因等を判断することを含み、ただ、生前の診療に基づいて死因等を判断するのに付随して、死後に死体を検分することがあっても、これを独立して『検案』に当たるとは言えないと解するものとして理解できる」として、「医師法第21条における『検案』とは、医師が診療中の患者であるか否かを問わず、死亡した者の死体を検分して死因等を判断することを指すが、ただ、診療中の患者が死亡した場合、生前の診療に基づいて死因等を判断するのに付随して、死後に死体を検分することがあっても、『検案』に当たると言うことはできないと解するのが正当である」とする。昭和二十四年通知との整合性に意を用いた解釈であり、当裁判所の上記解釈とほぼ同趣旨と思われる。

原判決は、上記【１】で認定したところと同様の事実を前提に、Ｄ医師は、Ａの主治医であり、Ａは術前検査では心電図などにも特に異常は認められず、手術は無事に終了し、術後の経過は良好であって、主治医としてＡについて病状が急変するような疾患等の心当たりが全くなかったので、Ｅ医師から、看護師がヘパロックした直後、Ａの容態が急変した状況の説明を受けるとともに、看護師がヘパロックをする際にヘパ生と消毒液のヒビグルを間違えて注入したかもしれないと言っている旨聞かされて、薬物を間違えて注入したことによりＡの病状が急変したのではないかとも思うとともに、心臓マッサージ中に、Ａの右腕には色素沈着のような状態があることに気付いており、そして、Ａの死亡を確認し、死亡原因が不明であると判断していることが認められるのであるから、Ｄ医師がＡの死亡を確認した際、その死体を検案して異状があるものとして認識していたものと認めるのが相当である、としている。また、原判決は、ＡはＤ医師が主治医として診療してきた入院患者であり、Ｄ医師は、Ａの容態が急変して死亡し、その死亡について誤薬投与の可能性があり、診療中の傷病等とは別の原因で死亡した疑いがあった状況のもとで、それまでの診療経過により把握していた情報、急変の経過についてＥ医師から説明を受けた内容、自身が蘇生措置の際などに目にしたＡの右腕の色素沈着などの事情を知った上で、心筋梗塞や薬物死の可能性も考え、死亡原因は不明であるとの判断をして、遺族に病理解剖の申出をしているのであるから、Ａの死体検案をしたものというべきであるとする。しかしながら、死体の検案とは、既に述べたとおり、死因を判定するために死体の外表検査をすることであるところ、上記【1】の事実関係によれば、平成十一年二月十一日午前10時44分頃、Ｄ医師が行った死体の検案すなわち外表検査は、Ａの死亡を確認すると同時に、Ａの死体の着衣に覆われていない外表を見たことにとどまる。異状性の認識については、誤薬の可能性につきＥ医師から説明を受けたことは、上記事実関係のとおりであるが、心臓マッサージ中にＡの右腕の色素沈着にＤ医師が気付いていたとの点については、以下に述べるとおり証明が十分であるとはいえない。Ｄ医師が心臓マッサージを施している際、Ａの右腕には色素沈着のような状態が見られた旨供述する、Ｄ医師の検察官調書謄本（原審甲56号証）が存するが、それほど具体性のある供述ではなく、同時に、それをじっくり見て確認まではしなかった旨も供述していること、同人は警察官調書謄本（当審検察官請求証拠番号4）においては、右手静脈の色素沈着については、病理解剖の外表検査のとき初めて気付いた旨供述し、原審公判及び当審公判においても同旨の供述をしていること、Ｌ医師の原審証言には、上記【1】のとおりこれに沿う内容の証言があることなどに照らすと、Ｄ医師は、当時、右腕の異状に明確に気付いていなかったのではないかとの疑いが残る。以上によれば、同日午前10時44分頃の時点のみで、Ｄ医師がＡの死体を検案して異状を認めたものと認定することはできず、この点において原判決には事実誤認があり、これが判決に影響を及ぼすことが明らかである。この点の論旨は理由がある。

以下において、当審において予備的に変更された訴因が認定できることを、便宜ここで説明する。すなわち、上記【1】の事実関係のとおり、D医師は、E医師から誤薬の可能性の説明を受けていたほか、平成十一年二月十一日午前10時44分頃Aの死体を検案し、次いで、予備的訴因で追加されたところの同月12日午後1時頃、病理解剖に立ち会った際、Aの死体の外表を検査して検案を行い、Aの死体の右腕の静脈に沿って赤い色素沈着がある異状を認めたことが明らかである。そして、関係証拠によれば、D医師は、医師法上の所轄警察署への届出については、甲病院としての判断に委ねており、他方、被告人は、甲病院の院長の地位にあり、対策会議を経て、一旦は医師法による所轄警察署への届出をすることを決定したが、都庁職員の意見を聞いて届出をしないこととし、病理解剖に協力した医師から警察への連絡を提案されたのに対しても、これを入れず病理解剖をさせ、その後、M医長からポラロイド写真を見せられて死体に異状があるとする報告等を受けるなどしながら、届出しないとの判断を変えなかったことが認められ、以上によれば、被告人は、医師法第21条に定める所轄警察署への届出をしないことにつき、D医師らと共謀を遂げたことが明らかである。

なお、所論が、診療中の患者が死亡した場合には、死体の検案はあり得ない、したがって、診療中の患者の死亡の場合に医師法第21条を適用することは、罪刑法定主義（憲法第31条）に反し、また、不利益供述の拒否特権（憲法第38条1項）に反すると主張していたところであるので、この点についても便宜ここで判断しておく。

まず、医師法第21条に定める届出義務が発生する場合については、前記＊のとおり解釈すべきものである。また、このように解釈して同条を適用することが憲法31条に違反することもないというべきである。次に、医師法第21条が要求しているのは、異状死体等があったことのみの届出であり、それ以上の報告を求めるものではないから、診療中の患者が死亡した場合であっても、何ら自己に不利益な供述を強要するものでなく、その届出義務を課することが憲法38条1項に違反することにはならない。

第3　虚偽有印公文書作成、同行使事実（原判示第二）についての事実誤認の主張について

論旨は、要するに、原判決は、被告人が、D医師が、死亡診断書及び死亡証明書作成の職務を行うに際し、同医師らと共謀の上、Aの死因がヘパリンナトリウム生理食塩水と消毒液ヒビテングルコネート液を取り違えて投与したことによるものであって、病死及び自然死ではないのに、死因を偽って死亡診断書及び死亡証明書を作成し、Cに交付しようと

企て、平成十一年三月十一日頃、D医師において、甲病院で、行使の目的をもって、ほしいままに、死亡診断書の「死亡の種類」欄の「外因死」及び「その他不詳」欄を空白にしたまま、「病死及び自然死」欄の「病名」欄に「急性肺血栓塞栓症」と「合併症」欄に「慢性関節リウマチ」等と記載し、死亡証明書の「死因の種類」欄の「病死及び自然死」欄に丸印を付するなどして、それぞれD医師作成名義の内容虚偽の死亡診断書及び死亡証明書を作成し、同月十二日頃、同病院事務局長をして、これらをCに交付させ、もって、公務員の職務に関し、行使の目的で虚偽の文書を作成してこれを行使したとの事実（原判示第二）を認めたが、死因についての記載内容について被告人はD医師に指示したのではなく、助言したにすぎない、当時、血液検査の結果は出ていなかった上、被告人はJ副院長の説明で、理論的に不詳の死にできないと思ったのであり、肺血栓塞栓症という病名であることから、病死と記載することにつき内容が虚偽であるという認識は存しなかった、というのである。

そこで、検討するに、虚偽有印公文書作成、同行使罪に関する事実関係についても、前記第2の【1】のとおりであるところ、原判決が（弁護人の主張に対する判断）「第三判示第二の虚偽有印公文書作成、同行使の事実について」において、これと同様の事実関係を認定した上、被告人にD医師と共謀の上の虚偽有印公文書作成、同行使罪が成立するとして説示しているところは、おおむね正当として是認することができ、原審における主張とほぼ同様の主張をして、この原判断を論難する所論は、いずれも理由がない。なお、一点だけ説明しておくと、所論は、被告人が病理解剖報告をもとに、病死と理解できると考えた旨主張するが、Aの本件急性肺血栓塞栓症を引き起こすような病気はなく、それは、状態を示すために表現した言葉であることが明らかであり（L医師の原審証言〔原審記録２１３丁の２７７〕）、これは医師であれば容易に理解し得たところであり、この所論に沿う被告人の供述は、単なる弁解というほかない。

論旨は理由がない。

第４　破棄自判

前述したとおり、原判示第一につき、D医師が「平成十一年二月十一日午前10時44分頃、甲病院でAの死体を検案した際」に「異状を認めた」と認定した原判決の認定には、誤りがあり、この事実誤認は、判決に影響を及ぼすことが明らかである。そうすると、原判決は医師法違反被告事件（原判示第一）に関する部分につき破棄を免れないが、原判決が被告人に負担させた訴訟費用は原判示第二事実と共通なものであるから、刑訴法第３９７条1項、第３８２条により原判決全部を破棄した上、同法第４００条ただし書により、直ちに自判すべきものと認め、医師法違反被告事件については当審において予備的に変更された訴因に基づき、次のとおり判決する。

（原判示罪となるべき事実第一の事実に代えて当裁判所が新たに認定した事実）原判決の罪となるべき事実第一中、「平成十一年二月十一日午前10時44分頃」とあるのを、「平成十一年二月十一日午前10時44分頃及び同月十二日午後1時頃」と改め、「右異状を認めたときから」を「右異状を認めた同月十二日午後1時頃から」と改めるほかは、原判示と同一である。

（上記認定事実についての証拠の標目）省略

（法令の適用）省略

　よって、主文のとおり判決する。

医師法第21条に関する東京高裁判決の概要

　医師法第21条は、「医師は、死体又は妊娠4月以上の死産児を検案して異状があると認めたときは、24時間以内に所轄警察署に届け出なければならない」と定めている。争点の一つであった「医師法第21条に定める『検案』の意義」につき、東京高裁は以下の見解を示した。

1．医師法第21条に定める『検案』の意義

　東京高裁は、「医師法第21条にいう死体の『検案』とは、医師が、（死亡した者が診療中の患者であったか否かを問わず、）死因を判定するためにその死体の外表を検査すること」と明示し、括弧部分「死亡した者が診療中の患者であったか否かを問わず」との意味は、「医師が、死亡した者が診療中の患者であったことから、死亡診断書を交付すべき場合であると判断した場合であっても、改めて死体を検案して異状があると認めたときは、医師

法第21条に定める届出義務が生じる」と説明している。

「医師法第21条にいう『検案』とは、死体検案書を交付すべき場合に死体を検案した場合に限られる」とする趣旨の見解が当時医療現場に定着していた。これによれば、当該事例が、死亡診断書を交付すべき場合か、あるいは、死体検案書を交付すべき場合かをまず決めることになるが、実際問題、その死亡の時点で、これが必ずしも客観的に明らかでないこともあり、医師がその判断に迷うこともある。また、死亡診断書を交付すべき場合であっても、死亡診断のために死体の検案をすることはあり得る。昭和二十四年通知が、死亡の際に立ち会っていなかった場合につき、死亡後の診察という表現にしたのは、医師法第20条の、「診察したときは診断書を、検案したときは検案書を交付する」との区分けに忠実に考えたからと思われるとした上で、そもそも、「『検案』それ自体の、医学上の定義は、医師が死因を判定するために死体の外表検査を行うこと」との定義を明示し、そこには、診療中の患者であったか否かによる限定はないと述べている。

医師が死亡診断書を交付すべき場合であると判断したという形式的理由で、死体を検案して異状を認めておきながら、医師法第21条に定める届出義務が生じないとすることは相当ではない。つまり、「医師法第21条にいう『検案』を死体検案書を交付すべき場合に死体を検案した場合に限定することは相当でない」と述べている。要するに、「医師法第21条にいう死体の『検案』とは、医師が、死亡した者が診療中の患者であったか否かを問わず、（死因が不明の場合）死因を判定するためにその死体の外表を検査することをいう」

ものと解すべきであるとしている。

2．東京地裁判決と東京高裁の見解

従来、東京地裁判決は「経過の異状」説、東京高裁判決は、「外表異状」説と言われて来た。しかし、東京高裁判決の論旨を念頭に両判決をみれば、『検案』ということに関して、両判決とも「外表異状」を根拠としていたといえそうである。両者の違いは、『検案』して、外表に異状ありと認識できる時点がどの時点なのかという、医師法第21条に規定されている二十四時間という時間の起点の問題である。東京地裁は医師法第21条の届出義務が発生する起点を死亡確認時点であるとしたが、東京高裁はこれを否定した。死体の検案とは、死因を判定するために死体の外表検査をすることであるので、事実関係によれば、平成十一年二月十一日午前十時四十四分頃、Ｄ医師が行った死体の検案すなわち外表検査は、Ａの死亡を確認すると同時に、Ａの死体の着衣に覆われていない外表部分を見たことにとどまる。異状性の認識について、心臓マッサージ中にＡの右腕の色素沈着にＤ医師が気付いていたとの点については、証明が不十分である。Ｄ医師が心臓マッサージを施している際、Ａの右腕には色素沈着のような状態が見られた旨供述する検察官調書も、それほど具体性のある供述ではなく、それをじっくり見て確認まではしなかった旨も供述している。警察官調書においては、右手静脈の色素沈着については、病理解剖の外表検査のとき初めて気付いたとされている。東京地裁公判及び東京高裁公判においても同旨の供述をしていること、これに沿う証言があることなどから、Ｄ医師は、当時、右腕の異状に明確に気づいていなかったのではないかとの疑いが残るとし、同日午前十時四十四分頃の時点のみで、D医師がAの死体を検案して異状を認めたものと認定することはできないとした。その上で、東京高裁は、予備的に変更された訴因（控訴審で検察が検案日時を予備的に病理解剖時点とする旨、訴因変更している）が認定できるとした。

すなわち、平成十一年二月十一日午前十時四十四分頃Aの死体を検案し、次いで、予備的訴因で追加されたところの同月十二日午後一時頃、病理解剖に立ち会った際、Aの死体の外表を検査して検案を行い、Aの死体の右腕の静脈に沿って赤い色素沈着がある異状を認めたことが明らかであるとし、病理解剖時点が異状の認識時点であり、医師法第21条の届出義務の発生起点であると判示した。

東京地裁も東京高裁も、「医師法第21条にいう死体の『検案』とは、医師が、死因を判定するためにその死体の外表を検査すること」という見解では同一と考えられるが、異状の認定時点が異なったということである。東京高裁判決は、異状の認定は確実に認識されたものでなければならないことを明示したものである。同時に同判決は、「外表の異状」という客観的事実のみで判断すれば、死亡診断書該当例であるか死体検案書該当例であるかを迷う必要もなく、診療中の患者であるか否かを考える必要もないとの見解を示したものであろう。

3．憲法違反についての東京高裁の見解

医師法第21条に定める届出義務が発生する場合については、同条を適用することが憲法

第31条（適正手続の保障）に違反することもない。医師法第21条が要求しているのは、異状死体等があったことのみの届出であり、それ以上の報告を求めるものではないから、診療中の患者が死亡した場合であっても、何ら自己に不利益な供述を強要するものでなく、その届出義務を課することが憲法第38条1項（自己負罪拒否特権）に違反することにはならないと判示している。

東京都立広尾病院事件東京高裁判決についての考察

この判決の大きな意味は、第一審の東京地裁判決を破棄したことであり、東京高裁が自ら医師法第21条と検案の解釈につき、見解を示したことである。第一審である東京地裁判決と控訴審の東京高裁判決の大きな違いは、「異状」を認識した時点、即ち、医師法第21条の規定の二十四時間の判定起点が異なることである。その前提として、東京高裁は、①医師法第21条が定める死体の『検案』とは、「医師が死亡した者が診療中の患者であったか否かを問わず、死因を判定するためにその死体の外表を検査すること」と定義している。その上で、第一審の東京地裁の判旨に触れ、②東京地裁が死体の『検案』を行い、「異状」と認定した死亡確認時刻（平成十一年二月十一日午前十時四十四分頃）の外表検査は、死体の着衣に覆われていない外表を見たにとどまる。心臓マッサージ中に右腕の色素沈着に気付いていたとの検察官調書も具体的記述ではなく、「じっくり確認まではしていなかった」としている。警察官調書その他の証言と照らしても、死亡確認時刻にD医師は「右腕の異状に明確に気づいていなかったのではないかとの疑念が残る」とし、第一審判決に事実誤認があるとした。高裁判決は、「外表異状」の判定につき、「じっくり確認」し、「明確に気づいて」いなければならないとし、東京地裁の認定時点では、「外表異状」を認めたとは言えないと述べている。この高裁判決は、「外表異状」の明確な「認識」が必要であるとしたところに大きな意味があると思われる。③東京高裁は①、②を踏まえ、死体の『検案』時点を病理解剖時の平成十一年二月十二日午後一時頃であると認定している。「異状死体」の判断は「外表異状」によることを明示した判決であるが、控訴審においては、検察も「異状」の認識時点を病理解剖時点とすることを前提として訴因変更を行っている。④院長の共謀については、病理解剖時のポラロイド写真を見て、なお且つ死体に「外表異状」があるとの報告を受けながら、「届出しない」とのそれまでの方針を転換しなかったことが共謀の根拠とされたようである。「外表異状」に根拠を置き、病理解剖時点が起点であるとする論旨と整合する論旨で、病理解剖時点での「外表異状」を認識した後の院長の対応を問題としたのであろう。

また、医師法第21条は、『検案』（死体の外表を検査）して、異状があれば届出義務が発生するとするものである。死亡した者が診療中の患者であったか否かを問わず、死体の外表に異状があったものを届け出るとすれば、憲法第31条の罪刑法定主義に違反することもない。また、医師法第21条が要求しているのは「異状死体」があったことのみの届出であり、それ以上の報告を求めるものではないから、「診療中の患者死亡の場合であっても、自己に不利益な供述を強要するものではなく、届出義務を課すことが憲法第38条1項（自己負罪拒否特権）に違反することにならない」と判示している。

異状死体等の届出義務規定は、もともと、診療関連死以外の死体についての司法警察捜査への協力規定であった。同条届出義務違反に問われた大審院判決も東京地裁八王子支部判決も変死体についての届出義務違反である。従って、自己負罪拒否特権と衝突することはなかった。しかし、東京地裁が自己が診療していた患者の死亡に医師法第21条を適用したことから、自己負罪拒否特権との整合性という新たな問題を引き起こした。医師法第21条をそれまで対象とされていなかった診療関連死領域に適用を拡大したことにより、医師法第21条そのものが憲法違反ではないかとの疑念が提示されることとなる。東京高裁は、医師法第21条の検案の定義は死体の外表を検査することであるから、死体の外表を検査して異状を認めた場合には警察への届出義務が発生するとの客観基準で合憲限定解釈を行った。東京高裁判決は、医師法第21条にいう「異状」を限定解釈することにより違憲を避けたのであろう。

当時の状況とは異なり、現在、医療事故調査制度が医療事故の再発防止の制度として適切に運用されつつある。また死因究明等推進基本法も成立した。東京都立広尾病院事件解決の手段として、一部診療関連死に拡大された医師法第21条の適用も、本来の診療関連死外の規定へと回帰すべき時に来ていると思われる。

（3）東京都立広尾病院事件東京地裁判決

本判決は、控訴審の東京高裁で破棄されるが、医師法第21条（異状死体等の届出義務）にいう『検案』と『異状死体』について定義した東京高裁判決の原審なので、判決文を記載する。ただし、人物記載は、東京高裁の名称に合わせることとした。

被告人は東京都立広尾病院の院長であるが、当事者は、同病院の看護師である。

【事件番号】東京地方裁判所判決／平成12年（合わ）第１９９号

【判決日付】平成十三年八月三十日刑事第12部判決

医師法違反、虚偽有印公文書作成、同行使被告事件

【判決】

医師（元東京都立広尾病院院長）

右の者に対する医師法違反、虚偽有印公文書作成、同行使被告事件について、当裁判所は、検察官○○○○出席の上審理し、次のとおり判決する。

【主文】

被告人を懲役1年及び罰金2万円に処する。

右罰金を完納することができないときは、金５０００円を1日に換算した期間被告人を労役場に留置する。

この裁判確定の日から3年間右懲役刑の執行を猶予する。
　訴訟費用は被告人の負担とする。

【理由】

（本件に至る経緯）

　被告人は医師であり、東京都渋谷区××の甲病院の院長として、患者に対する医療行為に自ら従事すると共に、同病院の院務をつかさどり、所属職員を指揮監督する等の職務に従事していた。被告人は、平成十一年一月八日に甲病院において、慢性関節リウマチを患っていたA（当時58才）を診察したところ、リウマチは長年にわたるものであり、病状は落ち着いているが、左中指が腫れていたので、その部分の滑膜を切除する手術を勧め、Aは手術を受けることになった。被告人は、同病院整形外科D医師をAの主治医として指示した。

　その後、平成十一年二月八日にAは甲病院に入院し、術前検査では甲状腺機能、胸部レントゲン、心電図に特に異常は見られず、二月十日、主治医である整形外科D医師の執刀により左中指滑膜切除手術を受け、手術は無事終了し、術後の経過は良好であった。

　ところが、翌日（平成十一年二月十一日）午前8時30分頃から、D医師の指示により、Aに対し、点滴器具を使用して抗生剤を静脈注射した後、患者に刺した留置針の周辺で血液が凝固するのを防止するため、引き続き血液凝固防止剤であるヘパリンナトリウム生理食塩水（ヘパ生）を点滴器具に注入して管内に滞留させ、注入口をロックする措置（ヘパロック）を行うに際し、F看護師は処置室において、Aに対して使用するヘパリンナトリウム生理食塩水と、他の入院患者に対して使用する消毒液ヒビテングルコネート液（ヒビグル）を取り違えて準備し、Aに対し点滴器具を使用して抗生剤の静脈注射を開始するとともに、消毒液ヒビテングルコネート液入りの注射器をAの床頭台の上に置き、それから他の患者の世話をするためその場を離れた。

その後、同日午前9時頃、Aのナースコールに応じて赴いたG看護師が、抗生剤の点滴終了後、Aの床頭台に置かれていた消毒液ヒビテングルコネート液入りの注射器をヘパリンナトリウム生理食塩水入りの注射器であると思い込み、これをAの右腕に取り付けられた点滴器具に注入してヘパロックをしたため、Aの容態が急変し、その連絡を受けた当直のE医師の指示により同日午前9時15分頃、血管確保のための維持液の点滴が開始されたが、維持液に先立ち点滴器具内に滞留していた消毒液ヒビテングルコネート液を全量Aの体内に注入させることになった。主治医D医師も連絡を受けて駆け付け、心臓マッサージなどを行ったが、平成十一年二月十一日午前10時44分頃、Aの死亡を確認した。Aの死因は、消毒液ヒビテングルコネート液の誤投与に基づく急性肺塞栓症による右室不全である。

（罪となるべき事実）

被告人は甲病院の院長であるが、

第一　甲病院整形外科医師で、Aの主治医として同女を診察していたD医師において、平成十一年二月十一日午前10時44分頃、甲病院で、Aの死体を検案した際、E医師から看護師がヘパリンナトリウム生理食塩水と消毒液ヒビテングルコネート液を取り違えて投与した旨の報告を受け、かつ同死体の右腕の血管部分が顕著に変色するなどの異状を認めたのであるから、所轄警察署に届け出なければならないのに、D医師らと共謀の上、右異状を認めたときから24時間以内にD医師をして所轄の警視庁渋谷警察署にその旨の届け出をさせず、

第二　前記D医師が、Aの死亡に関し、その夫であるCから保険金請求用の死亡診断書及び死亡証明書の作成を依頼され、死亡診断書及び死亡証明書作成の職務を行うに際し、D医師らと共謀の上、Aの死因がヘパリンナトリウム生理食塩水と消毒液ヒビテングルコネート液を取り違えて投与したことによるものであって、病死および自然死ではないのに、死因を偽って死亡診断書及び死亡証明書を作成し、右Cに交付しようと企て、平成十一年三月十一日頃、D医師において、甲病院で、行使の目的をもって、ほしいままに、死亡診断書の「死亡の種類」欄の「外因死」及び「その他不詳」欄を空白にしたまま、「病死および自然死」欄の「病名」欄に「急性肺血栓塞栓症」と、「合併症」欄に「慢性関節リウマチ」等と記載し、死亡証明書の「死因の種類」欄の「病死および自然死」欄に丸印を付する等した上、それぞれ、「都立広尾病院整形外科」の記名のもとに、D医師と署名し、その名下にD医師と刻した印鑑を押捺して内容虚偽の死亡診断書及び死亡証明書を作成し、同月12日頃、千葉県××C方において、同病院H事務局長をして、これ

らを右Cに交付させ、もって、公務員の職務に関し、行使の目的で、虚偽の文書を作成して、これを行使したものである。

（証拠の標目）省略

（弁護人の主張に対する判断）

弁護人の主張は多岐にわたるが、その主なものについて検討する。

第一　判示第一の医師法第21条違反の事実について

弁護人は、医師法第21条における異状死体の報告義務は、死体を検案した医師が負うものであるところ、D医師は死体を検案したこともなければ、被告人がD医師らと共謀したこともないのであるから、被告人は無罪である旨主張するので検討する。

一．被告人の公判供述、検察官調書、証人D医師の証言及び検察官調書謄本証人J副院長の証言及び検察官調書、証人（同病院H事務局長）の証言及び検察官調書、証人I医事課長の証言、F看護師の検察官調書（不同意部分を除く）及び警察官調書（不同意部分を除く）、G看護師の検察官調書（不同意部分を除く）などの関係各証拠によれば、次の事実が認められる。

1）Aは、二月十日、主治医であるD医師の執刀により慢性関節リウマチ治療のため左中指滑膜切除手術を受け、手術は無事に終了し、術後の経過は良好であった。ところが、翌日の平成十一年二月十一日、Ａに対し、点滴器具を使用して抗生剤を静脈注射した後、留置針周辺に血液が凝固するのを防止するため、引き続きヘパロックするに際し、Ｆ看護師は、事前の準備において、Ａに対して使用するヘパリンナトリウム生理食塩水と、他の入院患者に使用する消毒液ヒビテングルコネート液を取り違えて準備し、同日午前８時30分頃、Ａに対し、点滴器具を使用して抗生剤の静脈注射を開始するとともに、消毒液ヒビテングルコネート液入りの注射器をＡの床頭台の上に置き、それから他の患者の世話をするためその場を離れた。同日午前９時頃、抗生剤の点滴が終了したため、Ａはナースコールをし、それに応じてＧ看護師がＡの病室に赴き、床頭台に置かれていた消毒液ヒビテングルコネート液入りの注射器を、ヘパリンナトリウム生理食塩水入りのものと思い込み、これを用いてＡの右腕にヘパロックして、病室を出た。

その後、Ｆ看護師は、抗生剤の点滴が終わったかどうかを確認するためにＡの病室に戻ったところ、既に抗生剤の点滴は終わっており、ヘパロックがされていた。そしてまもなく、ＡはＦ看護師に対し、「これをしたら胸が苦しくなってきた。苦しい感じがする。なにかかっかする、熱い感じがする」などと苦痛を訴え始めたので、Ｆ看護師は、抗生剤の影響かなと思って、昨夜の点滴のことを尋ねると「苦しくなかった」と答えたので、原因が分からなかったため、当直医師のＥ医師に連絡した。Ｅ医師は、Ａに「どうされました」と尋ねると、「胸が苦しい。両手がしびれる」などと息苦しそうに答えた。その間、Ｆ看護師は、Ｅ医師に対して、「昨夜の点滴のときは問題ありませんでした。心疾患の既往はありません」と伝えた。Ｅ医師の指示により、同日午前９時15分頃、血管確保のための維持液の静脈への点滴が開始されたが、維持液に先立ち、点滴器具内に滞留していた消毒液ヒビテングルコネート液を全量Ａの体内に注入させることになった。その直後から、Ａは、両肩を上げ下げして呼吸するようになり、一段と具合が悪くなった。Ｆ看護師は、抗生剤の点滴終了直後にＡが不調を訴えたことから、何か点滴に問題があったのではないかなどと考えながらも、原因が分からずにいたが、Ａへの応急措置が続けられている最中、処置室に立ち寄った際に、ヘパリンナトリウム生理食塩水入りを示す「ヘパ生」と黒色マジックで書かれた注射器が置いてあるのを見つけ、それに自らが書いた「Ｂ様洗浄用ヒビグル」というメモが貼ってあるのを発見した。

ここでＦ看護師はヘパリンナトリウム生理食塩水ではなく、消毒液ヒビテングルコネート液がＡに注入されたことに気付き、Ａの病室に戻り、室内のＥ医師を手招きして呼び出し、出て来たＥ医師に「ヘパ生とヒビグルを間違えたかも知れません」と告げた。Ｅ医師はそれを聞くと下を向いて、フウーッとため息をつき、何も言わなかった。その時、病室の看護師がＥ医師を呼んだので、Ｆ看護師とＥ医師が病室に戻ると、Ａは、「苦しい。意識がなくなりそう。もうだめ」とあえぐように言った途端、意識を失い、同日午前９時30分頃、心肺停止状態になった。Ｅ医師と、もう一人の当直医であった○医師が心臓マッサージと人工呼吸を行い、また、Ａをベッドごと処置室に移した。同日10時25分頃、連絡を受けた主治医のＤ医師が駆け付け、Ａに対し心臓マッサージを行ったが、その際に、Ｅ医師からＡが抗生剤の点滴を終え、看護師がヘパロックした直後、容態が急変した状況、1時間以上心臓マッサージ等を行っているとの説明を受けるとともに、「看護師がヘパロックする際にヘパ生とヒビグルを間違えて注入したかもしれないと言っている」と聞かされた。Ｄ医師は主治医としてＡについて病状が急変するような疾患等の心当たりが全くなかったので、信じたくはなかったが、薬物を間違えて注入したことによりＡの病状が急変したのではないかとも思った。また、Ｄ医師は心臓マッサージの最中、Ａの右腕には色素沈着のような状態があることに気づいていた。Ｄ医師は心臓マッサージを数分間行ったが、その後、蘇生の気配がなかったため、○当直医と心臓マッサージを代わり、Ａの親族が待機していた病棟カンファレンスルームに行き、親族らに現在の状態を説明するとともにＡのいる処置室に伴い、親族の意向も聞いて、人工呼吸器の蘇生措置を止め、同日午前10時44分にＡの死亡を確認した。Ｄ医師は、親族に対して、死亡原因が不明であるとして、その解明のために病理解剖の了承を求め、親族からは、Ａの急変の原因として誤薬投与の可能性について質問があったが、Ｄ医師はわからないと答え、看護師による誤薬投与の可能性を伝えないまま、親族から病理解剖の了承を得た。

2）Aの死亡した二月十一日は祝日であり、院長である被告人は外出していたが、午後7時頃、外出先から自宅に電話を入れると、妻から庶務課長から庶務課長の自宅に電話を入れるようにとの伝言があったことを知らされ、直ちに電話をすると庶務課長から「Aという患者さんが、午前中、急死しました。手の関節リウマチの手術を受けた患者さんで、点滴が終わってヘパロックをした直後に具合が悪くなって、間もなく亡くなりました。薬物中毒の可能性もありますが、看護副科長が登院して調べています。詳細は、看護部長から、院長宅に連絡が行くはずです」等の説明があった。被告人は、薬物中毒とは何事かと驚き、午後8時頃帰宅して、直ぐに看護部長の自宅に電話をすると、看護部長から、「Aさんを担当していた看護師が、20パーセントヒビグルとヘパリン生食を間違えて準備し、その結果、ヒビグルの方がAさんの体に入った可能性があります。担当の看護師は、日勤のため既に帰ってしまったので、まだ不明な点が多いのですが、主治医のD医師の指示で、明日午前9時から病理解剖を行う予定となり、そのことについてはAさんの遺族の承諾が取れています。ただ、遺族には事故の可能性があることは伝えていません」等の説明があった。被告人は「これが事実とすれば大変なことで、事実関係の調査と今後の対応が必要なので、明日の朝、対策会議を開きましょう」と看護部長に伝えた。

3）翌日の二月十二日午前8時頃、D医師は、主治医として直接院長に報告すべきであると思い、都立広尾病院の院長室に赴き、「院長の紹介を受けたAさんが、昨日急変して亡くなりました。点滴の後、胸の痛みを訴え、心電図上変化もあって、心臓疾患のような病態も見られます。薬剤を間違えたかも知れないと看護師が言っています」旨の報告をしたが、被告人はこの報告を聞いて既に知っていると答えた。同日午前８時30分頃から、病院２階の小会議室で、Ａの死亡についての対策会議が開かれた。出席者は、被告人のほか、Ｊ副院長、Ｚ副院長、Ｈ事務局長、看護部長、Ｉ医事課長、庶務課長、看護科長、看護副科長の９名であった。Ｉ医事課長が司会進行役を務め、簡単に事件の概要と検討事項が記載され、「極秘」と記された「Ａ氏の死亡について」と題する書面が配布され、簡単な経過説明があった後、看護副科長から、「Ａ様急死の経過」と題する書面の配布もあり、その書面に基づき、事実関係の報告が行われた。その書面には、Ｆ看護師が、抗生剤とヘパリンナトリウム生理食塩水の入った注射器を持参してＡの病室に行き、まず、抗生剤の点滴を始め、その終了後に使用するヘパリンナトリウム生理食塩水入りの注射器を床頭台の上に置いた後病室を出、その後、抗生剤の点滴終了を知らせるナースコールがあって、看護師が病室に行き、床頭台の上に置いてあったヘパリンナトリウム生理食塩水を使用してヘパロックし、病室を出たが、その直後、Ｆ看護師がＡの病室に行くと、Ａは「気分が悪い。胸が熱い感じがする」と異常を訴えたので、当直医のＥ医師が呼ばれ、対応措置が取られたが、Ａは眼球が上転し、右上下肢・顔面が茶褐色に変色して行ったこと、この間、Ｆ看護師が注射器を準備した処置室に行ったところ、処置室の流し台の上にあるはずのない「ヘパリン生食」と書いた注射器があるのを発見し、Aの病室の前の廊下で、E医師に「もしかしたら、ヒビグルとヘパ生を間違えて床頭台に置いたかもしれない」と打ち明けたことなどが記載されていた。看護副科長の報告を聞いているうち、会議は重苦しい雰囲気になってきた。看護副科長の報告が終わった後、過誤を犯したという当事者から話を聞く必要があるということで、F看護師が呼ばれた。F看護師は、看護副科長が説明したと同じ様な事実経過を涙声になりながらも説明し、改めて「ヒビグルとヘパ生を間違えたかも知れない。それしか考えられない」ということを言っており、現場で回収した点滴チューブや注射器等を使いながら、薬物取り違えを起こしたときの状況を説明した。その後、Aの主治医であるD医師が呼ばれた。D医師は、「F看護師がヘパ生とヒビグルを間違えたかもしれないとE先生に報告したことは、私もE先生から聞きましたが、所見としては心筋梗塞の疑いがあります。病理解剖の承認を既に遺族から貰っています」などと口頭で説明した。J副院長も、心電図は心筋梗塞と矛盾しないといった意見を述べた。その後、今後の対応について、前記の被告人以下9名が協議した。H事務局長は、「ミスは明確ですし、警察に届け出るべきでしょう」と言い、I医事課長もH事務局長の意見に同調していた。他方、庶務課長は届出に消極的な意見を述べていた。被告人は迷いに迷っており、「でもD先生は、心筋梗塞の疑いがあると言っているし」などと言って、優柔不断であったが、J副院長も

「医師法の規定からしても、事故の疑いがあるのなら、届け出るべきでしょう」と言った。被告人は、なお、「警察に届け出るということは、大変なことだよ」というふうに言っていたが、Ｊ副院長、Ｈ事務局長、Ｉ医事課長ばかりでなく、他の出席者も「やはり、仕方がないですね。警察に届けましょう」と口々に言い出したので、被告人も出席者全員に「警察に届け出をしましょう」と言って決断し、病院としては、Ａの事故の件について、警察に届け出ることに決定した。Ｄ医師は、対策会議に常時いたのではなく、出たり入ったりしていたが、警察に届け出るか否かについては、Ｊ副院長が医師法の話をしていたのを聞いており、警察への届出の必要があるのかなと思ったが、本件が看護師の絡んだ医療過誤であるので、個人的に届け出ようとは思わず、都立広尾病院としての対処、すなわち対策会議での院長である被告人以下の幹部による決定に委ねていた。

４）都立広尾病院としては、警察に届け出ることに決定したので、被告人はそのことを監督官庁である東京都衛生局病院事業部（以下、病院事業部という）に電話連絡するように指示し、Ｉ医事課長が、同日午前９時頃、病院事業部に電話を掛け、これを病院事業部のＳ主事が受けた。病院事業部副参事の分離前相被告人（以下Ｋ副参事という）は、Ｓ主事から、「都立広尾病院で入院患者が亡くなり、薬剤の取り違えの可能性もあるが、病理解剖の承諾はいただいている。警察に届けるのはどうしましょうかね」という内容の相談を受けたことを知らされた。Ｋ副参事は詳しい事情の確認のため、都立広尾病院のＩ医事課長に電話を掛けたが、同人は居らず、電話を取った職員は話の内容が皆目分からなかったので、電話を切った。そして、Ｓ主事と一緒に、上司であるＴ病院事業部長のところに相談に行き、都立広尾病院からの電話の内容を伝えた。Ｔ病院事業部長は、こんな相談をされても困るよなあ、ということを言い、今まで都立病院から警察に届けたことはあるのかと質問をし、Ｓ主事が今まで都立病院自らが届けたことはない旨答えるとともに、自席から東京都衛生局病院事業部の「医療事故・医事紛争予防マニュアル」を持参して、その関連個所である１１３ページの「なお、過失が極めて明白な場合は、最終的な判断は別として、事故の事実が業務上過失致死罪に該当することになります。従って、事故の当時者である病院が病理解剖を行うと証拠隠滅と解されるおそれがあるので、病理解剖は行いません。解剖が必要と思われる場合、病院は警察に連絡しますが、司法解剖を行うか否かは警察が判断します」との部分を読み上げ、Ｔ病院事業部長、Ｋ副参事らは過失が明白な場合については警察に届けなければいけないということであると理解した。その後、Ｔ病院事業部長は、既に病理解剖の承諾をいただいているのであれば、その後の新しい情報というか、誤薬投与の可能性もみんな話して、病理解剖の承諾を再度頂けるならば、それで行ったらいいんじゃないか、との趣旨の指示をしたので、Ｋ副参事は、同日午前９時半前頃、都立広尾病院の事務局長室に電話を入れた。その場にいて電話をとった庶務課長はＫ副参事から「これまで都立病院から警察に事故の届け出を出したことがないし、詳しい事情もわからないから、今からすぐに職員を病院の方に行かせる」旨の連絡を受けたので、待ってないとしょうがないですねとH事務局長に伝え、H事務局長も「そうだね、とりあえずそれまで待ちましょう」と答えた。そして、同日9時40分頃、対策会議が再開され、前記9名の出席者にK副参事の電話の内容が伝えられたので、被告人を始めとする出席者は、最終結論は、病院事業部の職員が都立広尾病院に来てから直接その話を聞いて決めることとし、それまで警察への届け出は保留とすることに決定したので、医師法第21条にいう、「医師は、死体……を検案して異状があると認めたときは、24時間以内に所轄警察署に届け出なければならない」旨規定する24時間以内、すなわちD医師がAの急死を確認して死体を検案した二月十一日午前10時44分から24時間となる二月十二日午前10時44分が経過してしまった。病院事業部のK副参事が都立広尾病院に到着したのは、午前11時過ぎ頃であった。

二　以上の事実によれば、D医師は、Aの主治医であり、Aは術前検査では心電図などにも特に異常は見られず、手術は無事に終了し、術後の経過は良好であって、主治医としてAについて病状が急変するような疾患等の心当たりが全くなかったので、E医師から看護師がヘパロックした直後、Aの容態が急変した状況の説明を受けるとともに、看護師がヘパロックをする際にヘパ生と消毒液のヒビグルを間違えて注入したかもしれないと言っている旨聞かされて、薬物を間違えて注入したことによりＡの病状が急変したのではないかとも思うとともに、心臓マッサージ中に、Ａの右腕には色素沈着のような状態があることに気付いており、そして、Ａの死亡を確認し、死亡原因が不明であると判断していることが認められるのであるから、Ｄ医師がＡの死亡を確認した際、その死体を検案して異状があるものと認識していたものと認めるのが相当である。

そしてまた、Ｄ医師は、Ａの死体を検案して異状があると認めた医師として、警察への届出義務を有するものであるが、対策会議において、警察に届け出るか否かについては、Ｊ副院長が医師法の話をしていたのを聞いており、本件が看護師の絡んだ医療過誤であるので、個人的に届け出ようとは思わず、都立広尾病院としての対処に委ねており、被告人も、この点については、対策会議を招集して協議し、都立広尾病院として対処することとし、誤薬投与の可能性を熟知しながら、Ｊ副院長の「医師法の規定からしても、事故の疑いがあるのなら、届け出るべきでしょう」との発言を始め、他の出席者も「やはり、仕方がないですね。警察に届けましょう」との意見を表明したことから、医師法の規定を意識した上での警察への届出を決定しながら、病院事業部から「これまで都立病院から警察に事故の届け出を出したことがないし、詳しい事情も分からないから、今からすぐに職員を病院の方に行かせる」旨の連絡を受けて、被告人を始めとする対策会議の出席者は、最終結論は、病院事業部の職員が都立広尾病院に来てから直接その話を聞いてきめることとし、それまで警察への届け出は保留することに決定することによって、医師法第21条にいう24

時間以内に警察に届出をしなかったことが認められるのであるから、被告人は、死体を検案して異状があると認めたＤ医師らと共謀して、医師法第21条違反の罪を犯したものと認めるのが相当である。

もっとも、弁護人は、Ｄ医師が死亡を確認したころには、Ａの右腕に異常着色は現れていなかったと言うが、Ａの救命措置にあたっていたＦ看護師、〇〇看護師、××看護師らは、救命措置の最中にＡの右腕に異常着色が現れていた旨供述しており、また、Ｄ医師自身も、心臓マッサージを施している際、Ａの右腕には色素沈着のような状態があることに気付いていた旨供述していること（検察官調書謄本）などにかんがみれば、Ｄ医師がＡの死亡を確認した際、既に異常着色が現れていたと認めるのが相当であり、弁護人の主張は失当である。

なお、弁護人はＤ医師は医師法第21条にいう死体の検案をしたことにはならないかのようにいうが、ＡはＤ医師が主治医として診療してきた入院患者であり、Ｄ医師は、Ａの容態が急変して死亡し、その死亡について誤薬投与の可能性があり、診療中の傷病等とは別の原因で死亡した疑いがあった状況のもとで、それまでの診療経過により把握していた情報、急変の経過についてＥ医師から説明を受けた内容、自身が蘇生措置の際などに目にしたＡの右腕の色素沈着などの事情を知った上で、心筋梗塞や薬物死の可能性も考え、死亡原因は不明であるとの判断をして、遺族に病理解剖の申し出をしているのであるから、Ａの死体検案をしたものというべきであって、弁護人の主張は失当である。

第二　医師法第21条の適用について

弁護人は、医師法第21条を本件のような医師が診療中の入院患者が医療過誤により死亡した場合に適用するのは許されないという趣旨のことを主張するが、医師法第21条の規定は、死体に異状が認められる場合には犯罪の痕跡をとどめている場合があり得るので、所轄警察署に届出をさせ捜査官をして犯罪の発見、捜査、証拠保全などを容易にさせるためのものであるから、診療中の入院患者であっても診療中の傷病以外の原因で死亡した疑いのある異状が認められるときは、死体を検案した医師は医師法第21条の届け出をしなければならないものと解するのが相当であって、弁護人の主張は失当である。

第三　判示第二の虚偽有印公文書作成、同行使の事実について

弁護人は、判示第二の死亡診断書及び死亡証明書の作成について、Ａの死因を病死と記載したことを虚偽としているが、三月十一日の時点ではまだＡの血液検査の結果が出ておらず、事故死と断定できない段階であり、他方、病理解剖報告書の顕微鏡所見として肺血栓塞栓症という病名が記載されていたので、被告人は、それをもとに、病死として記載できる旨判断したのであるから、Ａの死因を病死としても虚偽ではなく、また、虚偽であるとの認識もなく、そしてまた、被告人は、右各書面二通の作成についてＤ医師に対し助言はしたが、指示はしておらず、Ｄ医師とは共謀はしていないので、無罪である旨主張する

ので検討する。

一　被告人の公判供述、検察官調書、証人Ｄ医師の証言及び検察官調書謄本、証人Ｊ副院長の証言及び検察官調書、証人Ｈ事務局長の証言及び検察官調書、証人Ｌ医師の証言などの関係各証拠によれば、次の事実が認められる。

1）Ａの病理解剖は、二月十二日午前９時半頃から、都立広尾病院で病理解剖や検査等を主に担当していたＬ医師が中心となって行われることとなったが、Ｌ医師は、当日朝、都立広尾病院のＯ技師長から、対策会議で検討中であり、すぐには始まらないということを聞き、事件性の否定できない遺体の解剖であると認識したので、大学の病理学の助教授であり、都立広尾病院の非常勤の医師でもあり、法医学の経験もあり、普段から頼りにしているＮ医師に連絡を取り、解剖への協力を頼んだ。同日午後零時前後頃、Ｌ医師は被告人らから病理解剖を始めるようにとの指示を受け、Ｄ医師やＭ医長立会いのもと、Ｎ医師が来る前であったが、ぼちぼち始めたところ、Ａの遺体の右腕の静脈に沿って赤い色素沈着があるのを発見し、Ｄ医師にポラロイドカメラでその写真を撮ってもらったが、その赤い色素沈着は消毒液の静脈注射による変化で、劇物を入れたときに出てきたものであろうと思ったので、外表所見以外は手がつけられないと判断し、遺体にメスを入れずに、Ｎ医師の到着を待つことにした。Ｎ医師が来て、遺体の右腕の状況を見て、警察に検案してもらいましょうということを提案したが、Ｏ技師長から、そんな時間はない、すぐに始めてくれと言われた。そこで、Ｎ医師が監察医務院に連絡を取った方がよい旨言ったので、Ｌ医師が電話で連絡をとろうとしたが、解剖室の電話は外線につながらず、そのうち、Ｏ技師長は直接電話をしてもらっては困る、対策会議が発足している以上そちらを通して欲しいと言い、自分で内線電話で院長室に電話をかけ、電話に出たＩ医事課長に対し、病理解剖の医師が警察に届け出た方がよいと言っていると伝えたが、Ｉ医事課長が、被告人に今までの方針でよいか尋ねると、被告人は「それでやってください」と言い、警察に届け出ないまま病理解剖を進めるよう指示した。

　Ｏ技師長は許可が出たから始めるようにと、Ｌ医師らに言い、Ｌ医師らは監察医務院に問い合わせたものと誤解し、遺体の解剖を始めた。解剖の結果、Ａの遺体の血液がさらさらしていることが分かり、また、心筋梗塞や動脈解離症などをうかがわせるような所見は特に得られなかった。解剖終了後、Ｍ医長とＤ医師が院長室を訪れ、被告人に解剖の説明をするとともに、Ａの遺体の右腕の静脈に沿った赤い色素沈着を写したポラロイド写真を見せ、肉眼的な所見として、心臓疾患等が見られない旨告げた。その後、Ｌ医師も院長室において被告人に対し、心筋梗塞等、病死で死因を説明するようなものはなかった、血管が浮き上がっていた。血液がさらさらしていたなどと告げ、90％以上の確率で事故死であると思う旨の解剖所見を報告した。

２）二月二十日、被告人はＪ副院長などとともに、Ａの夫であるＣの自宅に、それまでの経過について中間報告をしに行ったが、その席において、Ｃから、同人らが撮影した、Ａの遺体の右腕の異常着色を写した写真を示され、事故であることを認めるよう詰め寄られ、病院の方から警察に届け出ないのであれば、自分で届け出る旨言われた。そこで、被告人は、帰り道に、同行した病院関係者らと話し合い、警察に届け出ることを決め、二月二十二日、東京都衛生局長らと面談してその旨を報告したところ、警察に相談する形で届出するようにとの指示を受けて、同日中に、渋谷警察署に届出をした。

３）その後、三月十日、Ａの夫であるＣが保険金請求のため、Ａの死亡診断書、死亡証明書の作成を都立広尾病院に依頼してきて、Ｈ事務局長にその用紙を渡し、Ｈ事務局長は、翌三月十一日、これを主治医であったＤ医師に渡してその作成を頼んだ。Ｄ医師は、都立広尾病院内でその作成を始めたが、死因として、不詳の死または外因死と記載するか、病死と記載するかで悩んだ。その理由は、Ａが死亡した直後の二月十二日付けで、死因の種類を「不詳の死」とした死亡診断書を作成してＣに手渡していたところ、この時点では、病理解剖の所見などから病死を推認させるものは何もなく、むしろ、Ａの右腕の色素沈着、Ｆ看護師が薬物を取り違えたことを認めていることなどから、事故死としか考えられない状況下であるのに対し、他方、事故死をこれらの書面に記載して保険金請求等に用いられることにより、病院が事故死を認めたことが公になり、病院に対する社会的非難が集中すると思ったからである。そこで、Ｄ医師は、自分個人の判断ではなく、病院全体の判断で決定して記載すべきことであると考え、院長である被告人に相談することにして、院長室に赴き、死亡診断書と死亡証明書の用紙を見せて、死因についてどのように記載するのが良いか聞いたところ、被告人も、どうしたらいいかわからないなと悩んだ様子で、Ｊ副院長、Ｚ副院長及びＨ事務局長を院長室に呼んで、どのように書けばよいかを話し合った。その結果、未だＡの血液検査の結果が出ていなかったこともあり、ヒビグルによる事故死と断定できないし、病死の可能性がゼロではないので、病死としても全くの間違いではなく、入院患者について不詳の死とするのはおかしいなどとの発言もあったので、結局、死因として解剖の報告書に所見として急性肺血栓塞栓症といった記載があったので、死因を急性肺血栓塞栓症による病死として記載する旨その場の意見がまとまり、被告人の指示で、Ｄは、死因を外因死や不詳死ではなく、病死あるいは自然死であるとして、判示第二記載のとおりに、死亡診断書、死亡証明書に記載してこれら書面を作成した。ところが、その内容をＤ医師がＭ医長に見せたところ、Ｍ医長は、死因を病死として記載しては問題となるのではないかとの意見を述べたが、Ｄ医師は、同日、２通の書面をＨ事務局長に渡した。Ｍ医長は、翌三月十二日、院長室に行き、被告人に対して、死因を病死として記載して良いのですかと言ったところ、被告人は再度Ｊ副院長、Ｚ副院長及びＨ事務局長を呼んで話したが、被告人はＭ医長に対し、保険金請求のための診断書であり、前日の会議でそのように書くことに決まった旨述べ、Ｈ事務局長に対し、遺族からクレームが付いたら、現時点での証明であることを説明するよう指示した。Ｄ医師の作成した死亡診断書、死亡証明書は、三月十二日に、Ｈ事務局長がＣ方に持参し、同人に手渡した。

二　以上の事実及び前記第一の一の項で認定した事実によれば、Ａの手術は無事に終了し、術後の経過は良好であったのに看護師がＡにヘパロックした直後、容態が急変して死亡し、主治医のＤ医師が死体を検案し、そして、看護師がヘパリンナトリウム生理食塩水と消毒液ヒビテングルコネート液を取り違えてＡに注入したかもしれないと言っており、死体の右腕には静脈に沿った赤い色素沈着があり、解剖所見も、死体には心筋梗塞等、病死で死因を説明するようなものはなく、被告人は、解剖を担当したＬ医師から90パーセント以上の確率で事故死であると思う旨の報告も受けていたことが認められ、これら事実などにかんがみると、Ａの血液検査の結果が出ていない段階においても、Ａの死因が病死や自然死ではないことは明らかであり、そして、被告人及びＤ医師らは、これらの事実を認識していたのであるから、Ａの死因を病死として死亡診断書、死亡証明書を作成することは虚偽の文書を作成することになり、かつ、被告人らは虚偽であるとの認識を有していたものと認めるのが相当である。また、被告人は、Ｄ医師が死因の記載については個人の判断ではなく、病院全体の判断によるべきことであると考えて相談に来たのに対し、両副院長、事務局長の病院幹部を集めて協議した結果、D医師に指示してAの死因を病死として死亡診断書、死亡証明書を作成させたものというべきであって、被告人に右各書面の作成権限のあるD医師と共謀しての虚偽有印公文書作成、同行使罪が成立すると認めるのが相当である。弁護人の主張は失当である。

（法令の適用）

省略

（量刑の事情）

本件は、看護師の誤薬投与による入院患者の死亡事故の際に、患者の主治医らと共謀の上、医師法上定められた警察への届出をせず、また、その遺族から死亡診断書、死亡証明書の作成を依頼された際に、公務員である主治医らと共謀の上、死因として虚偽の記載をした死亡診断書、死亡証明書を作成、行使したという、医師法違反、虚偽有印公文書作成、同行使の事案である。

判示第一について、被告人は自己が院長を務める都立広尾病院において、看護師の誤薬投与により入院患者が死亡した疑いのある状況の発生に際し、病院幹部による対策会議を開いて、警察への届出等の対応を検討し、一度は警察に届け出る旨決めたのに、その後、東京都衛生局病院事業部と連絡をとり、病院事業部の職員が病院に来てからその話を聞いて決めることとするうち、医師法の規定する24時間が経過してしまったのであるが、被告人は、患者の容態が急変したのは誤薬投与によるものであると看護師が勇気をもって告白し、医療過誤の蓋然性が極めて大きかったのに、医療過誤が表面化して、都立広尾病院が社会的非難を受けることをおそれていたこともあり、病院事業部とのやりとりをするうちに、結局方針を変えて、届出の指示をしなかったのであり、被告人が都立広尾病院の最高責任者であり、見識をもって対処すべきであったことなどにかんがみれば、厳しく非難されるべきである。その後、患者の遺体の病理解剖の結果などから誤薬投与による事故死がほぼ疑いない状況となり、病死や自然死とは言えないことが明らかになってからも、誤薬投与による事故死であることは認められないとの立場に固執して、判示第二のとおり、死亡した患者の主治医から死亡診断書等の記載内容について相談を受けた際に、虚偽の記載をするよう指示しており、被告人ら都立広尾病院幹部により医療過誤を隠蔽しようとしたものであって、医療の専門知識を有する医師らから真実を隠蔽された遺族にとっては、その真実を知るには多大の困難を伴い、その心労が大きいものであることは推測に難くなく、病院や医療関係者に対する社会の信頼を失墜させたことなどにかんがみると、犯情は良くなく、その刑事責任を軽く見ることはできないというべきである。

　しかしながら、患者の死亡について当初は警察に届け出る方針であったこと、これまで医師として社会に貢献して仕事をしてきたと見られること、前科前歴のないこと、その年齢など、被告人のために酌むべき諸事情を考慮すれば、主文掲記の刑に処し、懲役刑については其の執行を猶予するのを相当とする。

よって、主文のとおり判決する。

医師法第21条にいう『検案』の意味するもの

医師法第21条は、「医師は、死体又は妊娠4月以上の死産児を検案して異状があると認めたときは、24時間以内に所轄警察署に届け出なければならない」と規定している。この東京都立広尾病院事件裁判で争われたのは『異状』の意味と同時に『検案』の意味するものであった。この広尾病院事件以前に、診療関連死に医師法第21条が適用された例は見当たらない。それまで、医師が診療中の患者の死亡の場合発行されるのは死亡診断書であり、診療中の患者以外のものが死亡したとき、その死体を検分した場合に発行されるのが死体検案書であるとされ、死体検案書を発行される場合の死体の検分が『検案』とされて来た。この東京都立広尾病院事件東京地裁判決は、この原則に則りながら、医師法第20条ただし書きについての昭和二十四年通知（昭和二十四年四月十四日医発第３８５号各都道府県知事宛厚生省医務局長通知）「診療中の患者であっても、それが他の全然別個の原因例えば交通事故等により死亡した場合は、死体検案書を交付すべきである」との規定に本事例を当てはめて医師法第21条の適用範囲を拡大したと思われる。この東京地裁判決は、「医師法第21条の規定は、死体に異状が認められる場合には犯罪の痕跡をとどめている場合があり得るので、所轄警察署に届出をさせ捜査官をして犯罪の発見、捜査、証拠保全などを容易にさせるためのものであるから、診療中の入院患者であっても診療中の傷病以外の原因で死亡した疑いのある異状が認められるときは、死体を検案した医師は医師法第21条の届け出をしなければならない」とした。

ここでいくつかの問題が浮上する。①この事例は、交通事故等の全然別個の原因により死亡したと言えるのか、②そもそも『検案』とは何か、③この事例は、異状を認めたと言えるのか、④二十四時間の起点はどこかということである。

東京地裁は①については、「容態が急変して死亡し、その死亡について誤薬投与の可能性があり、診療中の傷病等とは別の原因で死亡した疑いがあった」ことを挙げているが、そもそもリスクを抱えている医療行為に付随して起こった医療過誤が交通事故と同等に考え得るのか否か問題があろう。②の『検案』については、東京地裁、東京高裁、最高裁いずれも「死体の外表を検査すること」との認識は同一と考えられる。③の異状の根拠については、「診療経過により把握していた情報、急変の経過についてE医師から説明を受けた内容」等の『経過の異状』と「自身が蘇生措置の際などに目にしたAの右腕の色素沈着」という『外表異状』を挙げている。東京地裁は、④の二十四時間の起点は、経過の異状と右腕の色素沈着を目にした死亡診断時点としている。

東京地裁判決は東京高裁で破棄される。破棄の理由は、『検案』とは「死体の外表を検査すること」であるが、死亡診断時点で、D医師は、Aの右腕の色素沈着を明確には認識していなかったとするものであり、「外表異状」の明確な認識が必要とされたものである。

東京地裁が根拠とした『経過の異状』や伝聞証拠を東京高裁は否定し、客観的な基準である『外表異状』によることを明確にした。最高裁は東京高裁判決を支持した。

「『検案』とは、死体の外表を検査すること」との認識は東京都立広尾病院事件裁判すべてに共通の認識であるが、東京地裁の経過の異状あるいは伝聞を考慮した異状の判断は否定され、客観的な基準である「外表の異状」を「明確に認識していること」が求められたものである。

第4章　東京都立広尾病院事件以外の医師法第21条に関する主な判決

(1) 大正七年大審院判決と異状死体等の届出義務

現在の医師法第21条に該当する当時の条文は、医師法施行規則第9条であり、「医師死体又は4ケ月以上の死産児を検案し異常ありと認むるときは24時間以内に所轄警察官署に届出へし」と記載されている。『異状』と『異常』の違いはあるが、ほぼ同一の規定である。

大審院判決（大正七年九月二十八日）

1. 医師法施行規則違反事件
大正7年（れ）第２２７９号、大正七年九月二十八日宣告
2. 第1審福知山区裁判所、第2審京都地方裁判所
3. 判決　上告棄却
4. 事件概要

被告人（医師）は、土砂に圧せられ、医師の治療を受けず、頭蓋骨骨折で死亡した屍體を検案し、「異常あり」と認めたのに、その病名を頭蓋骨骨折、死因を病死とし、死亡場所を受傷場所ではなく、患家の自宅とする屍體検案書を発行し、警察への届出をしなかった。

5．判決要旨（原文のまま）

医師法施行規則第9条に所謂、屍体等に異常ありとは純然たる病死に非ずと認むべき状況が屍体に存する一切の場合を指称するものにして、医師が死因に犯罪の嫌疑なしと認むる場合といえどもその除外例を為すべきものに非ずと解するを相当とす。

6．判決理由

上告趣意書の論点が、7点挙げられている。第1点、原審（京都地方裁判所）は、被告人は、土砂に圧せられ、頭蓋骨骨折で医師の治療を受けずに死亡した死体を検案し、その骨折を認めたのに（外表異状を認めたのに）警察に届出をしなかったと事実認定をしている。第1審（福知山区裁判所）は、被告人は、土砂崩壊のため頭蓋骨を粉砕骨折し、死亡した死体を検案し、異常ありと認めながら警察への届出をしなかったと認定している。（1）頭蓋骨粉砕骨折は即死の原因となるが、単純骨折は即死とならず多少の生存期間がある。被告人は、未だ生存している状態で診察したと主張しているものであり、単純骨折か粉砕骨折かは罪の成否に重大な影響があるにもかかわらず、第1審と第2審の事実認定が異なる。（2）医師法施行規則第9条に言う『死体』の定義において、医師の診療を受けたか否かが重要な事項であるにもかかわらず、第1審と第2審は認定を異にしている。（3）『異常あり』と認めることは、本件犯罪の構成要件であるにもかかわらず、第1審と第2審で見解を異にする。この3点で第1審と第2審の見解が異なるのであるから、第2審である京都地方裁判所は、第1審判決を破棄すべきであるのに、控訴を棄却したのは違法であると主張している。この点に関し、大審院は、上告趣旨、第1審、第2審ともその認定事実は同一であるので上告理由なしと判示している。

第2点、原審においては、被告人が診療中の患者が死亡したものであり、死体を検案したものではないと争っているものであり、頭蓋骨骨折の場合には、数日は生命維持するものか否かの鑑定依頼をしたにもかかわらず、原審は医学の知識のない農夫の想像を証拠とし、鑑定申請を却下したのは違法であると主張するが、農夫の供述は想像によるものではなく事実に基づくものであり、原審の職権に属するものであることから上告理由とならないとした。

第3点、第4点、第5点、省略。何れも上告理由なし。

第6点、原審においては、被告人は、初めて診察したときは、仮死状態にあると信じ、死亡しているとは思わなかったと陳述し、『死体』との認識はなかったと言うが、原判決では、被告人が死体を認識して、これを検案した事実を認定したと解すべきであり、上告理由とならない。

第７点、この部分は本判決の核心部分であり、漢字で意味の使い分けをしているため、『死屍』、『死體』、『屍體』など、原文中の文字を使用する。（弁護人上告趣意書の形をとっているが、大審院が認定したものと考えられる）

法律（警察犯処罰令第２条第10号）上、何人も自己の占有する場所内で『死屍』があることを知った者は、刑法第１９２条の検視を受けるべきものである。従って、もし、法律上の『死屍』と認めるべきものがある場合は、近親者又は医師といえども警察官の指揮なく『屍體』に触ってはならない。しかし、けが人、中毒者、病者等の場合は、近親縁者が介抱をし、医師の診察を受けるのは当然である。故に、警察に届けなければならない『屍體』（死屍といえる屍體）とは、「だれが見ても、死亡していることが確実で、死後多少の時間を経過しており、ふつうの人が見ても、その死因に疑念がある場合」である。このような場合こそ、先ず警察官に連絡し、その指揮の下に、医師の検案を受け、また、埋葬するためには、検視を受けるべきものである。しかし、「医師が『屍體』を検案して死因に何ら疑わしいものがない場合は、医師は、何ら届出をする必要はない」。もし、その死因につき、「他人の犯罪行為の関係があると認めること、即ち、『異常あり』と認めるときは、医師は、医師法施行規則第９条（現、医師法第21条）により24時間以内に警察に届出なければならない」故に、医師法施行規則第９条にいう『死體』は医師の診療を受けていない人の『死體』で、だれが見ても死因が疑わしい『屍體』のことである。もし、第１審の考えに立てば、『死亡診断』

の場面がなく、常に『屍體検案』となる。しかし、原判決は何ら見解を示していないという。

また、同施行規則にいう『異常』の考え方に関しては、およそ2つの見解がある。

①原因説：「死亡原因が疾病であるときは『異常なく』、その他の原因であるときは『異常あり』とする」もの。第1審はこの考えにより、病死ではないために『異常あり』と説明しているが、原審も同様の考えであろう。しかし、疾病は、生活機能に障害のあることであり、死亡は、この障害の極致である。この見解によれば、『屍體』には常に『異常』があることになる。もし、第1審のように、この障害を内発的なものと外来的なものに区別し、内科的疾病死には『異常なし』、そうでないものは『異常あり』とすれば、扶養義務を有するものが扶養しなかったことが原因で死亡し、医師が、犯罪行為と関係あると思っても届出の必要がないことになる。

②結果説：結果から見て、その死因に疑念がある場合を『異常あり』とするもの。医学的に見て、死因不明なものは、今後の医学の研究に委ねればいいことである。法律的には、その死因の疑わしいものは、存在する。即ち、だれかの犯行に関係あるのではないかとの疑いがある場合である。このような場合には、内発的、外発的に関係なく、すべて警察に届出をさせ、犯罪捜査の便に供すべきである。反対に、このような犯罪の疑いがなく、震死、焼死、圧死、水死等その死因に何ら犯罪性を認めない場合は、警察に届出する必要はないことになる。

この原因説、結果説は、弁護人上告趣意書として記載されているが、大審院がこのように詳細に記載しているのは、当時、一般に認識されていた説ということであろう。本事例に関しては、第1審、第2審ともに①の原因説をとっていると思われ、弁護人は②の結果説を主張しているものであるが、大審院は以下の通りの見解を述べ、上告理由なしとした。

大審院は、医師法施行規則第9条にいう、「屍體」等に『異常あり』とは、純然たる病死ではないと認めるべき状況が「屍體」に存する（原因説）一切の場合を指すものであって、医師が死因に犯罪の嫌疑なしと認めた場合（結果説）であっても、届出るべきであるとするものである。本事例のように、土砂に圧せられ頭蓋骨骨折で死亡した場合は届出対象となると判示した。即ち、犯罪の有無に関係なく、検案（屍體の外表を検査）して、『異状』を認めた場合は届出義務ありとするものであり、「屍體を検案し、外表に異状を認めた場合の届出」を根拠とした判決と言えよう。

第8点、省略。上告理由なし。

その他、本事例に関して、以下の点についての論点が記載されている。本事例は死亡診断書を作成すべきか死体検案書を作成すべきか。病死か変死か。異常ありと認められるか否か。医師法施行規則第9条の精神は、犯罪の疑いある屍體に対して、犯罪の消滅及び証拠隠滅を防ぐ目的で設けられたものであり、本事例のごとく犯罪の疑いないものに適用することは正当や否や。大審院は原審を支持し上告を棄却した。

本判決の意味

本判決は、使用する漢字も、『死亡』と『屍體』を使い分け、「死亡診断書」と「屍體検案書」をも使い分けている。本判決文の文字の使い分けの趣旨は、医師が診療していて死亡したものは「死亡診断書」の対象であり、本条文による『異常屍體』の届出の対象ではないことを示している。即ち、警察に届けなければならない『屍體』とは、死後多少の時間が経過し、だれが見ても、死亡していることが確実な『屍體』で、医師の診療を受けていない『屍體』を指すものである。「屍體」であると「認識していた」ことが必要であるとの弁護人意見を容認したものと思われる。大審院判決は、医師法施行規則第９条の届出対象は、医師の診療を受けていない（死亡診断に該当しない）屍體であって、医師が屍體であることを認識していたものである。屍體に『異常がある』とは、死亡原因が疾病でないと認める状況が屍體に存するものであり、内発、外発いずれも（一切）含むとした。また、通常は犯罪の嫌疑あるものが対象であるが、検案して屍體の外表に病死ではないと認める異状（頭蓋骨骨折）を認める場合は犯罪の有無にかかわらず届出対象であると判示したものであろう。原因説、結果説に偏らず、客観的な「外表の異状」を根拠とした判決と言えよう。

『異状』と『異常』の使い分け

『異状』と『異常』の使い分けについて筆者は、そもそも人間は健康な状態が「正常」であり、健康な状態と比べたときに「おかしい」というのが異常である。死体の皮膚（外表面）はそもそも「異常」なのである。したがって、皮膚（外表面）が人間として正常ではないが、死体としては問題ないと考えられる外表面の状態（普通の状態）を医師法第21条は『異状なし』という単語で表現したと考えて来た。つまり、『異状なし』が普通の状態であると提示した。

本判決は、弁護人意見としてではあるが、「疾病は、生活機能の傷害であり、死亡は、この障害の極致である」と述べている。筆者の論理と符合すると言えよう。大審院判決の『異常』の定義に従えば、筆者が述べているように、屍體の外表は『異常』であるが、通常の屍體外表の状態を『異状なし』とすることが正当といえよう。

本項の終わりに

東京地裁八王子支部判決の項で、『異常』と『異状』の意味を論述するが、東京地裁八王子支部判決によれば、『異状』とは死体の状態のことであり、検案（死体の外表を検査）して外表の状態が『異状』ということである。一方、『異常』とは、死体が発見されるに至ったいきさつ、死体発見場所、状況、身許、性別等諸般の事情等が、「常ではない」、『異常』との意味と考えられる。

人間は健康が「正常」であり、皮膚の色が悪い、唇が紫色であるなど、健康な状態と比べたときに「おかしい」というのが異常である。死体の皮膚（外表面）はそもそも「異常」なのである。したがって、皮膚（外表面）が人間として正常ではないが、死体としては問題ないと考えられる外表面の状態（普通の状態）を医師法第21条は『異状なし』という単語で表現したと考えられる。つまり、『異状なし』が普通の状態であるとの見解を筆者は提示している。「医師による異状死体の届出の徹底について」（平成三十一年二月八日付け医政医発０２０８第3号厚生労働省医政局医事課長通知）で、『異常』と『異状』を使いわけるがごとき記載があり、東京地裁八王子支部判決引用と思われることから、過去の裁判例についても敢えて『異常』と『異状』の記載に注目した。本大審院判決は、旧医師法施行規則第9条に基づくものであり、旧法が『異常』との記載のため、本判決文の記載は『異常』となっている。旧法から、現医師法第21条への条文の変遷を考えれば、『異常』と『異状』の使い分けは、東京地裁八王子支部判決が参考となろう。

（2）昭和四十四年東京地裁八王子支部判決と医師法第21条を考える

厚労省発言にしばしば登場する「法医学的異状」という言葉の出典は、昭和四十四年東京地裁八王子支部判決文であろう。医師法第21条に関する判決で、東京都立広尾病院事件以前の判決は、この昭和四十四年東京地裁八王子支部判決くらいであると思われる。平成三十一年（二〇一九年）二月八日医政医発０２０８第3号厚労省医政局医事課長通知の「医師が死体を検案するに当たっては、死体外表面に異常所見を認めない場合であっても、死体が発見されるに至ったいきさつ、死体発見場所、状況等諸般の事情を考慮し、異状を認める場合には、医師法第21条に基づき、所轄警察署に届け出ること」との一文も、この東京地裁八王子支部判決の一部を抜き書きしていると思われる。また、本判決は「経過の異状」説として取り上げられているが、ここで、判決文（判例秘書より引用）を記載し、本判決の意味を考えてみたい。

東京地裁八王子支部判決

1. 判例番号　Ｌ０２４３０１１２
医師法違反、虚偽診断書作成、同行使、医療法違反
2. 事件番号
東京地裁八王子支部判決／昭和四十二年（わ）第４号
3. 判決日付
昭和四十四年三月二十七日
4. 判示事項
医師法第21条にいう「死体を検案して異状（原文は異常とあるが誤記であろう）があると認めたとき」の意義
5. 参照条文
医師法21条

医師法33条

6. 掲載誌

刑事裁判月報1巻3号３１３ページ

7. 主文

被告人を罰金二万円に処する

右罰金を完納することが出来ないときは金５００円を１日に換算した期間被告人を労役場に留置する。

訴訟費用は被告人の負担とする。

8. 判決理由

（罪となるべき事実）

被告人は、八王子市○○番地において○○病院（精神科、外科、内科）を経営管理していた医師であるが、

第一、昭和四十一年一月二十五日、前記病院の入院患者A女（63才）が屋外療法実施中行方不明となり、その所在を捜索していたところ、

（1）同月二十七日午前7時ごろ前記病院の北方約５００メートルの同市南浅川４２２４番地国有林45班区内の沢の中で右A女が死体となって発見され、同病院に搬入された後、同日午前11時ごろ同所において右死体を検案した際、右死体に異状があると認めたにも拘らず24時間以内に所轄警察署にその旨届出をしなかった。

（2）同月二十八日右病院において、八王子市長○○に対し提出する前記A女の死亡診断書を作成するに当たり、同人が前記のごとく国有林内において死亡したものであることを知悉しながら、同病院事務長○○と共謀の上、同人においてことさらに死亡場所を「東京都八王子市南浅川町○○病院」と記載して同年一月二十八日付け被告人作成名義の死亡診断書一通を作成し、もって医師として公務所に提出すべき診断書に虚偽の記載をした上、これをその頃同市役所浅川支所において、同支所戸籍係係員に対し、情を知らない○○を介して恰も真正に成立したものの如く装ってA女の死亡届とともに提出して行使した。

第二、法定の除外事由がないのに拘らず、同年三月一日ごろから同年四月十一日ごろまでの間、右病院において、医業を行う病院の管理者として同病院に医師を宿直させなかったものである。

（証拠の標目）省略

（法令の適用）

判示第一の（1）の所為につき、医師法33条、21条

同（2）のうち虚偽診断書作成の所為につき、刑法60条、160条、罰金等臨時措置法2条、3条、同行使の所為につき刑法60条、161条1項、160条、罰金等臨時措置法2条、3条、右牽連犯につき、刑法54条1項後段、10条（重い虚偽作成診断書行使罪の刑をもって処断し、所定刑中罰金刑を選択する。）

同第二の所為につき医療法74条1号、16条
併合罪につき、刑法45条前段、48条2項
換刑留置につき、刑法18条
訴訟費用につき、刑事訴訟法１８１条１項本文

（被告人の主張に対する当裁判所の判断）

被告人は判示第一の（１）の事実につき捜査段階で大略次のごとく主張している。即ち「昭和四十一年一月二十五日午後5時半ごろA女がいないという報告をうけた。同女は行方不明になる前は別に異状はなく、ただ4～5日前に軽い脳出血の症状をみせたことがあり注意していた。前日に尿毒症のような症状をみせたので脳症を起こし突発的に発狂することもあり得るので、それでとび出したとも考えてみたが原因は判らなかった。同月二十七日午前10時ごろ同女が裏山の沢の中で死んでいたとの報告をうけた。死体はレントゲン室で検案した。まず外傷の有無を調べ、骨折、裂創、切創のないことを確認し、ついで瞳孔が散大していることを確認し、自他殺を考え、首のまわりも調べたが異状はなかった。人工呼吸を一回して水を飲んでいるかどうか調べたが異状なく、ゴム管を使い胃液を出したが異状はなかった。以上の検案結果から私は死因は尿毒症による心臓麻痺を起こしたものと判断した。例え病院外で死亡した者でも前に診察して一定の症状があったので、これが原因で病死したもので変死や異常死（原文は異常死とあるが誤記であろう）ではないと認め、警察には届出なかった」（以

上、昭和四十一年四月二十日付司法警察員に対する供述調書）というのであって、当公判廷においても死体検案の結果、死因につき特段の異状は認めなかったから届出義務はない旨の供述をしている。

　ところで医師が死体を検案して異状があると認めたときは24時間以内に所轄警察署に届け出なければならないことは医師法第21条が定めるところであり、更に変死者又は変死の疑いのある死体があるときは警察署長はすみやかに警察本部長にその旨報告すると共に、その死体所在地を管轄する地方検察庁又は区検察庁の検察官に死体発見の日時、場所、状況等所定事項を通知し（国家公安委員会規則第3号検視規則3条）右通知をうけた検察官が検視をする（刑事訴訟法２２９条1項）のであるから、かかる法制上のたてまえから考えると、右医師法にいう死体の異状とは単に死因についての病理学的な異状をいうのではなく死体に関する法医学的な異状と解すべきであり、したがって、死体自体から認識できる何らかの異状な症状乃至痕跡が存する場合だけでなく、死体が発見されるに至ったいきさつ、死体発見場所、状況、身許、性別等諸般の事情を考慮して死体に関し異常を認めた場合を含むものといわねばならない。何故なら、医師法が医師に対し、前記のごとき所轄警察署への届出義務を課したのは、当該死体が純然たる病死（自然死）であり、且つ死亡にいたる経過についても何ら異状が認められない場合は別として、死体の発見（存在）はおうおうにして犯罪と結びつく場合があるところから、前記のごとき意味で何らかの異状が認められる場合には、犯罪の捜査を担当する所轄警察署に届出させ、捜査官をして死体検視の要否を決定させるためのものであるといわねばならないからである。そして、この事は当該医師が病院を経営管理し、自ら診療中である患者の死体を検案した場合であっても同様であり、特に右患者が少なくとも24時間をこえて医師の管理を離脱して死亡した場合には、もはや診療中の患者とはいい難く、したがってかかる場合には、当該医師において安易に死亡診断書を作成することが禁じられている（医師法20条参照）のであるから、死体の検案についても特段の留意を必要とするといわねばならない。ところで、前掲各関係証拠によれば、Ａ女は被告人の経営管理していた○○病院の入院患者で、被告人自ら診療していたものであるが、死亡前約２日間右病院を脱走して所在不明となっていたこと、生前には特段死亡する病因はなかったこと、同女が死体となって発見された場所は、前認定のとおり右病院の北方約５００メートル離れた高尾山中の沢の中で附近は人家なく、人通りも殆どない高尾山の登山路にかかった丸木橋の近くであること、同女が相当老齢であることが認められ、以上のごとき事情に徴すれば被告人が検案したＡ女の死体に関し異状があったことは明白であるといわねばならないから、この点について被告人の主張は採用できない。

よって主文のとおり判決する。

医師法第20条について

医師法第20条は、「医師は、自ら診察しないで治療をし、若しくは処方せんを交付し、……又は自ら検案をしないで検案書を交付してはならない。但し、診療中の患者が受診後24時間以内に死亡した場合に交付する死亡診断書については、この限りでない」としている。この但し書については、昭和二十四年通知、平成二十四年通知と、同趣旨の二つの通知が出されている。

判旨は、「医師法第20条によれば、24時間を超えて医師の管理を離脱して死亡した場合には、診療中の患者とはいい難く、当該医師による死亡診断書の作成は禁じられている」と述べている。しかし、厚労省通知においては、医師が死亡の際に立ち会っておらず、生前の診察後二十四時間を経過した場合であっても、死亡後改めて診察を行い、生前に診療していた傷病に関連する死亡であると判定できる場合には、死亡診断書を交付することが認められている。医師法第20条に関する本判旨には誤りがある。本判決の適用法令に医師法第20条が挙げられていないが、医師法第20条違反が、虚偽診断書作成・同行使罪の大きな根拠とされていることを考えれば判決には重大な誤りがあるというべきであろう。

医師法第21条について

本判決の医師法第21条についての論旨は明瞭であり、厚労省がしばしば引用している一節がある判決と思われるので考察したい。

Ⅰ）検案について

「検案」とは、医師が、死体について、死亡の事実を医学的に確認することであり、生前から治療に携わっていた医師が死亡を確認する場合は、死亡診断として、「検案」と区別されると一般に解説されている。

本判決文は、「医師が死体を検案して異状があると認めたときは24時間以内に所轄警察署に届け出なければならないことは医師法第21条が定めるところであり」と述べている。即ち、医師法第21条は、「医師が死体を検案して異状があると認めたとき」の届出規定であると述べているのである。

Ⅱ）検視について

検視とは、一般に、変死者又は変死の疑いのある死体については、その死亡が犯罪に起因するかどうかを判断するため、検察官等が行う（刑事訴訟法２２９条）とされ、これ以外の死体についても、異常の有無、身許などを明らかにする必要がある場合には、警察官によって検視がなされるとされている。刑事訴訟法は、行政検視の結果、変死体と判明すれば司法検視が行われる旨規定しているが、これは捜査機関による捜査の端緒であり、医師に課せられた義務ではない。

本判決は、「変死者又は変死の疑いのある死体があるときは警察署長はすみやかに警察本部長にその旨報告すると共に、その死体所在地を管轄する地方検察庁又は区検察庁の検察官に死体発見の日時、場所、状況等所定事項を通知し（国家公安委員会規則第3号検視規則3条）右通知をうけた検察官が検視をする（刑事訴訟法229条1項）のである」と述べ、変死者又は変死の疑いのある死体がある時は検察官が検視を行う（刑事訴訟法）と法律の建てつけを述べている。

Ⅲ）本判決の見解

その上で、本判決は、法制上のたてまえから、a「死因」（死亡）についての「異状」の考え方は「病理学的な異状」（死亡診断書対応）であり、b「死体」についての「異状」の考え方は「法医学的異状」（死体検案書対応）と解すべきであるとする。従って、医師法第21条の、医師が死体を検案（外表を検査）し、異状があるとの判断を行う場合は、死体自体の外表面だけから認識できる異状だけでなく、死体が発見されるに至ったいきさつ、死体発見場所、状況、身許、性別等諸般の事情を考慮して『異常』を認めた場合は（変死の疑いがあるので、）それを念頭に検案（外表を検査）し判断することとしている。

また、医師法第21条で医師に警察への届出義務を課しているのは、死体がa病死（自然死）である場合は、（死亡診断なので）別であるが、b死体の発見（死体として発見されること）は、犯罪と結びつく場合があるので、死体が発見されるに至ったいきさつ、死体発見場所、状況、身許、性別等諸般の事情等に『異常』がないかを念頭に置いて検案し『異状』が認められた場合には、所轄警察署に届出をさせ（医師法第21条）、捜査官に死体検視の要否を決定させる（刑事訴訟法）としている。

この一九六九年（昭和四十四年）東京地裁八王子支部判決を「経過の異状説」との解釈を目にしてきたが、東京高裁判決の論点と照らし合わせて東京地裁八王子支部判決を読めば、本判決の趣旨は、死因（死亡）についての「異状」の考え方は、「経過の異状」であり、即ち「病理学的異状」であり、さらには死亡診断である。死体についての「異状」の考え方は、「法医学的異状」と言うべきものであり、さらには死体検案の対象であるとするものであろう。『検案』については、死体の外表を検査することという点は、東京地裁、東京高裁、最高裁ともに共通認識であると言えよう。

Ⅳ）本事例について裁判所が述べていること

本判決事例について考えると、被告人は「A女が裏山の沢の中で死んでいたとの報告をうけ、死体を検案した。外傷の有無を調べ、骨折、裂創、切創のないことを確認し、ついで瞳孔が散大していることを確認し、自他殺を考え、首のまわりも調べたが異状はなかった。水を飲んでいるかどうか調べたが異状なく、ゴム管を使い胃液を出したが異状はなかった」と述べているが、生前に死亡するような病気がなく、2日間行方不明であった老女が、500メートル離れた、周囲に人家のない、人通りのない、山中の丸木橋の近くの沢の中で死体で発見されたという状況の『異常』を念頭に検案（外表を検査）すれば、外表に『異状』がなかったとは考え難いと述べている。

この東京地裁八王子支部判決は、変死の疑いのある死体の検案（外表検査）を行う場合は、死体が発見されるに至ったいきさつ、死体発見場所、状況等の『異常』を念頭に検案した上で、外表に『異状』があると認識した場合の警察への届け出と解され、このことを「法医学的異状」と呼んでいる。

因に、本判決に基づいて、『異状』と『異常』の意味を考えれば、『異状』とは死体の状態のことであり、検案（死体の外表を検査）して外表の状態が『異状』ということである。一方、『異常』は、死体が発見されるに至ったいきさつ、死体発見場所、状況、身許、性別等諸般の事情等死体の状況が、「常ではない」、『異常』であるとの意味であり、行政検視対象事例を指している。

本判決と医師法第21条

医師法第21条についての、この判決の明瞭性を指摘しておきたい。「死因については病理学的異状」（経過の異状）、「死体については法医学的異状」（外表の異状）と述べ、「異状死」と「異状死体」を明確に区別して論じている。

本判決は、診療関連死（経過の異状）の死亡診断は病理学的対象事例であり、医師法第21条の対象ではない。変死あるいは変死の疑いがある死体の検案（外表の異状）は法医学的対象事例であり、医師法第21条にいう異状死体の届出義務が生じる。検案（外表を検査）する際には、死体が発見されるに至ったいきさつ、死体発見場所、状況、身許、性別等諸般の事情等の死体の状況の『異常』の有無を念頭に、死体の外表を検査し、異状を認めた場合は警察への届出義務が生じるとするものであろう。

二〇一四年（平成二十六年）六月十日、参議院厚生労働委員会における田村憲久厚労大臣の、「医師法第21条でありますけれども、死体又は死産児、これにつきましては、殺人、傷害致死、さらには死体損壊、堕胎等の犯罪の痕跡をとどめている場合があるわけでありまして、司法上の便宜のために、それらの異状を発見した場合には届出義務、これを課しているわけであります。医師法第21条は、医療事故等々を想定しているわけではないわけでありまして、これは法律制定時より変わっておりません」との表現が端的でわかりやすい。

二〇一二年（平成二十四年）十月二十六日第8回医療事故に係る調査の仕組み等のあり方に関する検討部会において、田原克志医事課長は、「厚労省は診療関連死について届け出るべきと言ったことはない」と述べ、「死体の外表を見た医師が検案して、異状だと考える場合は警察署に届け出る、異状と判断できなければ届出の必要はない」と述べている。これを受け、二〇一四年（平成二十六年）三月八日大坪寛子医療安全推進室長は、「外表異状説というものを、担当の医事課長から話をした」と述べ、田原克志医事課長発言を『外表異状説』と命名した。医師法第21条にいう『異状』とは、まさに、田原克志医事課長が明言し、大坪寛子医療安全推進室長が命名した『外表異状』のことである。

かつて、全く別物であるはずの死体（dead body）と死（death）が混同され「医療崩壊」を招いた。厚労省は平成二十七年度版死亡診断書（死体検案書）記入マニュアルにおいて、「異状死体」と「異状死」を明確に区別する改訂を行い、二十六年度版の「（注）

『異状』とは『病理学的異状』でなく、『法医学的異状』を指します。『法医学的異状』については、日本法医学会が定めている『異状死ガイドライン』等も参考にしてください」の文言を削除。また「外因による死亡またはその疑いのある場合には、異状死体として24時間以内に所轄警察署に届出が必要となります」の文言も削除した（図1）。経過の異状である「異状死」と外表の異状である「異状死体」を明確に区別した適切な記載となったのである。

平成三十一年二月八日の「医師が死体を検案するに当たっては、死体外表面に異常所見を認めない場合であっても、死体が発見されるに至ったいきさつ、死体発見場所、状況等諸般の事情

平成27年度（2015年度）死亡診断書記入マニュアル改訂
法医学会「異状死ガイドライン」参考の文が削除された

死亡診断書記入マニュアル新旧対照表（2015年と2014年度の比較）

		2015年度	2014年度
2.死亡診断書と死体検案書の使い分け	4	また、医師法第21条では、「医師は、死体又は妊娠四月以上の死産児を検案して異状があると認めたときは、二十四時間以内に所轄警察署に届け出なければならない」とされています。	また、外因による死亡またはその疑いのある場合には、異状死体として 24 時間以内に所轄警察署に届出が必要となります。
		(右記削除)	(注)「異状」とは「病理学的異状」でなく、「法医学的異状」を指します。「法医学的異状」については、日本法医学会が定めている「異状死ガイドライン」等も参考にしてください。
3.作成に当たっての留意事項	9	6行目「薬物中毒」	6行目「薬物中毒ショック」
		表中、アルコールの位置付けを変更	(左記参照)
		表中、「◯低体温による死亡には、病死の場合と外因死の場合があります。死因を明確にするために低体温の死因として記入するときは、死因の種類欄を(外因死の場合は外因死の追加事項欄も）忘れずに記入します。」	表中、「◯低体温が死因の場合は、病死なのか外因死なのか明確にするために、死因の種類欄も忘れずに記入します。」
		⑤(右記削除)	⑤「なお、外因による死亡またはその疑いのある場合には、異状死体として 24 時間以内に所轄警察署に届出が必要となります。」

図1

を考慮し、異状を認める場合には、医師法第21条に基づき、所轄警察署に届け出ること」との医事課長通知は、誤解を招きかねない表現であり、折角、明瞭となった平成二十七年度版死亡診断書記入マニュアルによる異状の定義を再び混乱に逆戻りさせかねない危険を有していた。筆者らの指摘に対し、厚労省の対応は素早く、二〇一九年（平成三十一年）四月二十四日厚労省医政局医事課長事務連絡及び死亡診断書（死体検案書）記入マニュアル追補版により、事実上、二月八日付け医事課長通知を修正、大事に至らなかった。

繰り返すが、医師法第21条にいう「異状死体」とは、死体の外表を視て（検案して）、検案した医師が異状を認識したもののことである。

＊一字一句が重要な意味を持つので、判決文は要約せず、「判例秘書」からそのまま引用した。

（3）福島県立大野病院事件判決

福島県立大野病院事件裁判判決要旨

【主文】

被告人は無罪

【理由】

＊第1　出血部位等

１．出血部位

胎盤剥離開始後の出血のうちの大部分は、子宮内壁の胎盤剥離部からの出血と認められる。

２．胎盤剥離中および剥離直後の出血程度

胎盤剥離中に出血量が増加したことが認められるところ、胎盤剥離中の具体的な出血量については、麻酔記録等から、胎盤娩出時の総出血量は２５５５ミリリットルを超えていないことが、またカルテの記載および助産師の証言等から、遅くとも午後３時ごろまでに出血量が５０００ミリリットルに達したことが認められる。

＊第２　本件患者の死因および被告人の行為との因果関係

１．死因

鑑定は、本件患者の死因は胎盤剥離時から子宮摘出手術まで継続した大量出血によりショック状態に陥ったためであり、他の原因は考えにくいとする。

同鑑定の内容は、本件患者の循環血液量の絶対量が不足する状態が長時間継続していた手術経過に合致し、死亡診断書およびカルテに記載された被告人の判断および手術を担当した他の医師らの判断とも合致している。

したがって、本件患者の死因は出血性ショックによる失血死であると認められる。

２．因果関係

本件患者の死因が出血性ショックによる失血死であり、総出血量のうちの大半が胎盤剥離面からの出血であることからすれば、被告人の胎盤剥離行為と本件患者の死亡との間には因果関係が認められる。

＊第３　胎盤の癒着部位、程度

１．当事者の主張

①検察官の主張

検察官は、本件患者癒着胎盤が子宮後壁から前壁にかけての嵌入胎盤であり、前回帝王切開創部分は嵌入胎盤であった旨主張し、その根拠として、A鑑定、胎盤剥離に要した時間が長かったことを挙げる。

②弁護人の主張

弁護人は、B鑑定を根拠に、癒着の部位は子宮後壁の一部であり、前回帝王切開創を含む前壁には存在しなかった上、絨毛の侵入の程度は筋層全体の５分の１程度である旨主張する。

２．検討

①癒着部位について

ア）A鑑定は子宮筋層と絨毛の客観的な位置関係を認定するというレベルでは一応信用性が高いと評価できるが、胎盤の観察、臨床医の情報等を考慮しておらず、子宮の大きさ、胎盤の形や大きさ、帝王切開創部分と胎盤の位置関係、臍帯を引いたときの胎盤と子宮の形、胎盤剥離時の状況等に関する事実と齟齬する点がある。したがって、Ａ鑑定が指摘する部分すべてに癒着胎盤があったかは相当に疑問があり、その結果をそのまま癒着胎盤が存在する範囲と認定することはできない。

イ）Ｂ鑑定は胎盤の写真を鑑定資料に加えて、胎盤が存在し得ない場所に絨毛が存在することにつき合理的説明を加えていることなどから、その鑑定手法の相当性は是認できる。

しかし、胎盤の写真を根拠として癒着の有無を正確に判断することには困難が伴うと考えざるを得ないことなどの事情を総合すれば、Ｂ鑑定はＡ鑑定と異なる部分について、Ａ鑑定に対し合理的な疑いを差し挟む論拠を提供するには十分な内容を有しているものの、積極的にその結果のすべてを是認し得るまでの確実性、信用性があるかについては疑問の余地が残る。

ウ）以上からすれば、Ａ鑑定で後壁の癒着胎盤と判断した標本から、Ｂ鑑定が一応合理的な理由を示して疑問を呈した部分を除いた標本部分については癒着胎盤があり、胎盤剥離状況や剥離に要した時間に鑑みると、癒着範囲は相当程度の面積を有していたと認められる。

②前回帝王切開創について

ア）本件患者の子宮標本のうち、絨毛および糸の存在が認められる部分があり、Ａ

鑑定は同部分を嵌入胎盤としている。

イ）同部分を前回帝王切開創と見ることに不合理な点はないものの、同部分が用手剥離等によらず剥離できたこと、また、B鑑定は同部分を癒着胎盤と評価していないことからすれば、絨毛が観察されたことをもって、ただちに癒着胎盤と認めることには疑問が残る。

③癒着の程度

癒着の程度については、A、B鑑定に差異はあるものの、本件の癒着胎盤がある程度子宮筋層に入り込んだ嵌入胎盤であることについては、両鑑定ともに一致する。

3．結論

①癒着部位

胎盤は、子宮に胎盤が残存している箇所を含む子宮後壁を中心に、内子宮口を覆い、子宮前壁に達していた。子宮後壁は相当程度の広さで癒着胎盤があり、少なくともA鑑定で後壁の癒着胎盤と判断した部分から、B鑑定が一応合理的な理由を示して疑問を呈した部分を除いた部分については癒着していた。

②程度

癒着の程度としては、ある程度絨毛が子宮筋層に入り込んだ嵌入胎盤の部分があった。

＊第４　予見可能性

１．当事者の主張

①検察官の主張

検察官は、被告人は手術前の検査で、本件患者が帝王切開手術既往の全前置胎盤患者であり、その胎盤が前回帝王切開の際の子宮切開創に付着し、胎盤が子宮に癒着している可能性が高いことを予想していた上、帝王切開手術の過程で、子宮表面に血管の怒張を認め、児娩出後には臍帯を牽引したり子宮収縮剤を注射するなどの措置を行っても胎盤が剥離せず、用手剥離中に胎盤と子宮の間に指が入らず用手剥離が不可能な状態に直面したのであるから、遅くとも同時点で胎盤が子宮に癒着していることを認識したと主張する。

そして被告人は、癒着胎盤を無理にはがすと、大量出血、ショックを引き起こし、母体死亡の原因になることを、産婦人科関係の基本的な医学書の記載等から学び、また手術以前に、帝王切開既往で全前置胎盤の患者の手術で2万ミリリットル弱出血した事例を聞かされていたのであるから、癒着認識時点後に、胎盤の剥離を継続すれば、子宮の胎盤剥離面から大量に出血し、本件患者の生命に危険が及ぶおそれがあることを予見することが可能であったと主張する。

②弁護人の主張

これに対し弁護人は、被告人は癒着胎盤であることを認識していなかった上、仮に癒着胎盤であることを認識したとしても、前置胎盤および癒着胎盤の場合、用手剥離で出血があることは当然であり、出血を見ても剥離を完遂することで子宮収縮を促して止血を期待し、その後の止血措置をするのがわが国の医療の実践であるから、大量出血を予見したことにはなり得ないと主張する。

2. 被告人の癒着胎盤の認識

①被告人の手術直前の予見、認識

手術に至るまでの事実経過に照らすと、被告人は手術直前には、子宮を正面から見た場合に、胎盤は本件患者から診て左側部分にあり、前回の帝王切開創の左側部分に胎盤の端がかかっているか否か微妙な位置にあると想定し、本件患者が帝王切開手術既往の全前置胎盤患者であることを踏まえて、前壁にある前回帝王切開創への癒着胎盤の可能性を排除せずに手術に臨んでいたが、癒着の可能性は低く、5%に近い数値であるとの認識を持っていたことが認められる。

②被告人の手術開始後の予見、認識

ア）血管の怒張

本件患者の腹壁を切開し子宮表面が露出された際、子宮前壁の表面に血管の怒張が存在したことが認められる。この点につき、検察官は癒着胎盤の特徴として、子宮表面に暗紫色の血管の怒張が見られるとする。

しかしながら、被告人はこれにつき前置胎盤患者によく見られる血管であり、癒

着胎盤の兆候としての血管の隆起とは異なる旨診断したと供述しており、当該診断が不自然であるとは認められない。

したがって、上記血管の怒張を見た段階で、被告人が前述の通りの術前の癒着の可能性の程度に関する認識を変化させたと認めることはできない。

イ）胎盤の用手剥離を試みたが、胎盤と子宮の間に指を入れることができなくなったこと

被告人は用手剥離中に胎盤と子宮の間に指が入らず用手剥離が困難な状態に直面した時点で、確定的とまではいえないものの、本件患者の胎盤が子宮に癒着しているとの認識をもったと認めることができる。

しかしながら、前回帝王切開創部分に癒着胎盤が発生する確率が高いのは、前回帝王切開瘢痕部付近は脱落膜が乏しいためと考えられており、この理由は子宮後壁部分の癒着には当てはまらない。したがって、被告人が有していた前壁の予見、認識が、段階的に高まって癒着剥離中の癒着の認識に至ったと考えることはできない。

3. 大量出血の予見可能性

癒着胎盤を無理にはがすことが、大量出血、ショックを引き起こし、母体死亡の原因となり得ることは、被告人が所持していたものも含めた医学書に記載されている。したがって、癒着胎盤と認識した時点において、胎盤剥離を継続すれば、

現実化する可能性の大小は別としても、剥離面から大量出血し、ひいては本件患者の生命に危機が及ぶおそれがあったことを予見する可能性はあったと解するのが相当である。

＊第5　被告人が行った医療行為の妥当性・相当性、結果を回避するための措置として剥離行為を中止して子宮摘出手術に移行すべき義務の有無

1. 検察官の主張

検察官は、子宮摘出手術等への移行可能性とこれによる大量出血の回避可能性があることを前提とした上で、被告人は遅くとも用手剥離中に本件患者の胎盤が子宮に癒着していることを認識した時点で、ただちに胎盤剥離を中止して子宮摘出手術等に移行し、大量出血による本件患者の生命の危険を未然に回避すべき注意義務があったとするので、移行可能性、回避可能性について検討した後、医学的準則および胎盤剥離中止義務について検討する。

2. 子宮摘出手術等への移行可能性

被告人が胎盤が子宮に癒着していることを認識した時点においては、本件患者の全身状態は悪くなく、意識もあり、子宮摘出同意の再確認も容易な状況にあった。したがって、手術開始時から子宮摘出手術も念頭においた態勢が取られていたこと等に鑑みれば、検察官が主張する通り、同時点において、被告人がただちに胎盤剥離を中止して子宮摘出手術等に移行することは可能であったと認められる。

3. 移行等による大量出血の回避可能性

一般論として、通常の胎盤剥離の出血量よりも前置胎盤の剥離の出血量の方が多く、それよりもさらに前置胎盤と癒着胎盤を同時に発症している胎盤の剥離の出血量の方が多いことが認められる。

本件において、クーパー（手術用はさみ）使用開始直前時点までに被告人が用手剥離によって剥離を終えていた胎盤は、後壁部分と考えられる部分のおよそ3分の2程度であり、胎盤全体との関係では、3分の1程度である。この剥離部分は、用手剥離で剥離できた部分で、そこからの出血はあまり見られず、出血が多かったのは、その後、被告人がクーパーを使用して剥離した後壁下部であったこと、用手剥離できた部分は後壁の上の方に付着していた部分であり、病理学的にも癒着胎盤と認める根拠に乏しい部分であることから、この剥離部分からの出血量は、いわゆる通常の胎盤の剥離の場合の出血量と同程度と推認される。

そうすると、胎盤剥離を中止して子宮摘出手術等に移行した場合に予想される出血量は、胎盤剥離を継続した場合である本件の出血量が著しく大量となっていることと比較すれば、相当に少ないであろうということは可能であるから、結果回避可能性があったと解するのが相当である。

4. 医学的準則および胎盤剥離中止義務

①検察官の主張

検察官は移行可能性と回避可能性がいずれもあることを前提とした上、さらに、胎盤剥離を継続することの危険性の大きさ、すなわち大量出血により本件患者を失血死、ショック死させる蓋然性が高いことを十分に予見できたこと、および子宮摘出手術等に移行することが容易であったことを挙げ、癒着胎盤であることを認識した以上、ただちに胎盤剥離を中止して子宮摘出手術等に移行することが本件当時の医学的準則であり、本件において、被告人には胎盤剥離を中止する義務があったと主張する。そして、上記医学的準則の根拠として、医学書およびC医師の鑑定（C鑑定）を引用する。

②弁護人の主張

これに対し弁護人は、癒着胎盤で胎盤を剥離しないのは、①開腹前に穿通胎盤や程度の重い嵌入胎盤と診断できたもの②開腹後、子宮切開前に一見して穿通胎盤や重い嵌入胎盤と診断できたもの③胎盤剥離を試みても癒着していて最初から用手剥離ができないもの―であり、用手剥離を開始した後は出血していても胎盤剥離を完了させ、子宮の収縮を期待するとともに止血操作を行い、それでもコントロールできない大量出血をする場合に子宮を摘出するのがわが国の臨床医学の実践における医療水準であると反論する。

③産科の臨床における医療措置

ア）本件では、癒着胎盤の剥離を開始した後に剥離を中止し、子宮摘出手術等に移行した具体的な臨床症例は、検察官側からも被告人側からも提示されておらず、また、当公判廷において証言した各医師も言及していない。

イ）次に、上記医師らのうち、C医師のみが検察官の主張と同旨の見解を述べるが、同医師が腫瘍を専門とし、癒着胎盤の治療経験に乏しいこと、同医師の鑑定や証言は同医師自ら述べる通り、自分の直接の臨床経験に基づくものではなく、主として医学書等の文献に依拠したものであることからすれば、同医師の鑑定結果および証言内容を、臨床における癒着胎盤に関する標準的な医療措置、あるいはこれを基準とした事案分析と理解することは相当ではない。

ウ）他方、上記医師らのうちDおよびE医師の産科の臨床経験の豊富さ、専門知識の確かさは、その経歴からのみならず、証言内容からもくみ取ることができ、少なくとも臨床における癒着胎盤に関する標準的な医療措置に関する証言は、医療現場の実際をそのまま表現しているものと認められる。また、中規模病院に勤務するF医師も同様の見解を述べる。

そうすると、本件では、D、E両医師の鑑定ないし証言等から、「開腹前に穿通胎盤や程度の重い嵌入胎盤と診断できたもの、開腹後、子宮切開前に一見して穿通胎盤や程度の重い嵌入胎盤と診断できたものについては胎盤を剥離しない。用手剥離を開始した後は、出血をしていても胎盤剥離を完了させ、子宮の収縮を期待するとともに止血操作を行い、それでもコントロールできない大量出血をする場合には子宮を摘出する」ということが、臨床上の標準的な医療措置と解するのが相当である。

エ）医学書の記載

医学書に記載された癒着胎盤の治療および対処法をみると、用手剥離にとりかかる前から嵌入胎盤、穿通胎盤であることが明確である場合、あるいは剥離を試みても全く胎盤剥離できない場合については、用手剥離をせずに子宮摘出をすべきという点では、おおむね一致が見られる。しかしながら、用手剥離開始後に癒着胎盤であると判明した場合に、剥離を中止して子宮摘出を行うべきか、剥離を完了した後に止血操作や子宮摘出を行うのかという点については、医学書類から一義的に読みとることは困難である。

オ）判断

（あ）検察官は、癒着胎盤であると認識した以上、ただちに胎盤剥離を中止して子宮摘出手術等に移行することが本件当時の医学的準則であり、本件において、被告人には胎盤剥離を中止する義務があったと主張する。これは一部の医学書およびC鑑定に依拠するものであるが、C鑑定が臨床経験よりも多くを医学書に依拠していることは前述の通りであるから、結局、検察官の主張は医学書の一部の見解に依拠したものと評価することができる。

（い）しかし、検察官の主張は以下の理由から採用できない。

a）臨床に携わっている医師に医療措置上の行為義務を負わせ、その義務に反したものには刑罰を科す基準となり得る医学的準則は、当該科目の臨床に携わる医師が、当該場面に直面した場合にほとんどの者がその基準に従った医療措置を講じているといえる程度の、一般性あるいは通有性を具備したものでなければならない。

なぜなら、このように解さなければ、臨床現場で行われている医療措置と一部の医学書に記載されている内容に齟齬があるような場合に、臨床に携わる医師において、安易かつ迅速に治療法の選択ができなくなり、医療現場に混乱をもたらすことになるし、刑罰が科せられる基準が不明確となって、明確性の原則が損なわれることになるからである。

この点につき、検察官は一部の医学書やC鑑定に依拠した医学的準則を主張しているのであるが、これが医師らに広く認識され、その医学的準則に則した臨床例が多く存在するといった点に関する立証はされていないのであって、その医学的準則が上記の程度に一般性や通有性を具備したものであることの証明はされていない。

b）また、検察官は前記の通り、胎盤剥離を継続することの危険性の大きさや、患者死亡の蓋然性の高さや、子宮摘出手術等に移行することが容易であったことを挙げて、被告人には胎盤剥離を中止する義務があったと主張している。

しかし、医療行為が身体に対する侵襲を伴うものである以上、患者の生命や身体に対する危険性があることは自明であるし、そもそも医療行為の結果を正確に予測することは困難である。したがって、医療行為を中止する義務があるとするためには、検察官において、当該医療行為に危険があるというだけでなく、当該医療行為を中止しない場合の危険性を具体的に明らかにした上で、より適切な方法が他にあることを立証しなければならないのであって、本件に則していえば、子宮が収縮しない蓋然性の高さ、子宮が収縮しても出血が止まらない蓋然性の高さ、その場合に予想される出血量、容易になし得る他の止血行為の有無やその有効性などを、具体的に明らかにした上で患者死亡の蓋然性の高さを立証しなければならない。そして、このような立証を具体的に行うためには、少なくとも相当数の根拠となる臨床症例、あるいは対比すべき類似性のある臨床症例の提示が必要不可欠であるといえる。

しかるに、検察官は一部の医学書およびC鑑定による立証を行うのみで、その主張を根拠づける臨床症例は何ら提示していないし、検察官の示す医学的準則が一般性や通有性を具備したものとまで認められないことは、上記a）で判示した通りである。そうすると、本件において、被告人が胎盤剥離を中止しなかった場合の具体的な危険性が証明されているとはいえない。

（う）上記認定によれば、本件では、検察官の主張に反して、臨床における癒着胎盤に関する標準的な医療措置が医療的準則として機能していたと認められる。

（え）以上によれば、本件において、検察官が主張するような、癒着胎盤であると認識した以上、ただちに胎盤剥離を中止して子宮摘出手術等に移行することが本件当時の医学的準則であったと認めることはできないし、本件において被告人に、具体的な危険性の高さ等を根拠に胎盤剥離を中止すべき義務があったと認めることもできない。したがって、事実経過において認定した被告人による胎盤剥離の継続が注意義務に反することにはならない。

5．結論

以上の検討結果によれば、被告人が従うべき注意義務の証明がないから、この段階で、公訴事実第1はその証明がない。

＊第6　医師法違反

1．検討

医師法第21条にいう「異状」とは、同条が、警察官が犯罪捜査の端緒を得ることを容易にするほか、警察官が緊急に被害の拡大防止措置を講ずるなどして社会防衛を図ることを可能にしようとした趣旨の規定であることに照らすと、法医学的に見て、普通と異なる状態で死亡していると認められる状態であることを意味すると解されるから、診療中の患者が診療を受けている当該疾病によって死亡したような場合はそもそも同条にいう異状の要件を欠くというべきである。

本件において、本件患者は前置胎盤患者として、被告人から帝王切開手術を受け、その際、子宮内壁に癒着していた胎盤の剥離の措置を受けていた中で死亡したものであるが、被告人が癒着胎盤に対する診療行為として過失の無い措置を講じたものの、容易に胎盤が剥離せず、剥離面からの出血によって、本件患者が出血性ショックとなり、失血死してしまったことは前記認定の通りである。

そうすると、本件患者の死亡という結果は、癒着胎盤という疾病を原因とする、過失なき診療行為をもってしても避けられなかった結果と言わざるを得ないから、本件が医師法第21条にいう異状がある場合に該当するということはできない。

2. 結論

以上によれば、その余について検討するまでもなく、被告人について医師法第21条違反の罪は成立せず、公訴事実第2はその証明がない。

福島県立大野病院事件と医師法第21条

本事例は、医師が逮捕され、その映像が全国に流されたショッキングな事件であった。筆者が、医師法第21条や業務上過失致死傷罪に関心を持ったのも、この福島県立大野病院事件がきっかけである。この事件を契機に一挙に医療崩壊が進んだのである。産科医が激減する結果となった。

本事件は、『医事法例百選【第2版】』に井上清成弁護士の解説がある。本事件で担当医は無罪となった。地裁判決ではあるが、検察が控訴せず、刑が確定した示唆に富む判決である。業務上過失致死罪部分については、以下、簡単に井上清成弁護士の解説を要約する。

事故調査報告書と公訴事実

福島県は、平成十七年三月三十日、事故調査報告書を公表した。この報道で福島県警が捜査を開始、平成十八年二月十八日に産科医が逮捕され、同年三月十日に業務上過失致死罪と医師法第21条違反の罪で公判請求された。業務上過失致死罪の公訴事実は、概ね「胎盤が子宮に癒着していることを認識したのであるが、このような場合、胎盤の剥離を継続すれば、子宮の胎盤剥離面から大量に出血し、同女の生命に危険が及ぶおそれがあったから、直ちに胎盤の剥離を中止して子宮摘出手術等に移行し、胎盤を子宮から剥離することに伴う大量出血による同女の生命の危険を未然に回避すべき業務上の注意義務があるのに、これを怠り、直ちに胎盤の剥離を中止して子宮摘出手術等に移行せず、同日午後2時50分頃までの間、クーパーを用いて漫然と胎盤の癒着部分を剥離した過失により、胎盤剥離面から大量出血させ、同日午後7時1分頃、同所において、同女を失血死させ」たというものであった。

専門家の知見

検察側の鑑定医は婦人科腫瘍が専門であり、癒着胎盤の症例を執刀医として扱ったことはなかった。また、検察側は十分な臨床症例の提示ができず、用手剥離開始後の癒着胎盤判明の際における臨床上の標準的な医療措置の提示に説得力を欠き、医学文献からも一義的に読み取れるものがなかった。逆に弁護側は、十分な経験に裏付けされた知見を有する専門家の鑑定意見を提出できて、専門家の知見の差が決定的であった。

医学的準則

判決は、因果関係も予見可能性も結果回避可能性も肯定した上で、「癒着胎盤であると認識した以上、直ちに胎盤剥離を中止して子宮摘出手術に移行することが本件当時の医学的準則であったと認めることはできないし、本件において、被告人に、具体的な危険性の高さ等を根拠に、胎盤剥離を中止すべき義務があったと認めることもできない」として、「被告人による胎盤剥離の継続が注意義務に反することにはならない」とした。

医師法第21条にいう異状

判決は、「医師法第21条にいう『異状』とは、同条が、警察官が犯罪捜査の端緒を得ることを容易にするほか、警察官が緊急に被害の拡大防止措置を講ずるなどして社会防衛を図ることを可能にしようとした趣旨の規定であることに照らすと、法医学的に見て、普通と異なる状態で死亡していると認められる状態であることを意味すると解されるから、診療中の患者が診療を受けている当該疾病によって死亡したような場合はそもそも同条にいう異状の要件を欠くというべきである」と判示している。

東京都立広尾病院事件判決によれば、「医師法第21条にいう死体の『検案』とは、死因等を判定するために死体の外表を検査すること」であるので、本判決が示すように、診療中の患者が診療を受けている当該疾病によって死亡した場合は、そもそも『検案』の対象ともならず、医師法第21条の射程外と言えよう。大審院判決、東京地裁八王子支部判決に照らしても、「医師法第21条にいう『異状』とは、普通と異なる状態で死亡していると認められる死体の状態であることを意味すると解されるから、診療中の患者が診療を受けている当該疾病によって死亡したような場合はそもそも同条にいう『異状』の要件を欠く」と言えよう。また、本事例は、「診療中の患者が診療を受けている当該疾病によって死亡した」事例であるので、何の疑問もなく医師法第20条が規定する死亡診断書発行事例である。医師法第21条の法意に照らせば、本事例が医師法第21条の対象事例でありえないことは明白であろう。

また、本件において、福島地裁は、「癒着胎盤に対する診療行為として過失の無い措置を講じたものの、容易に胎盤が剥離せず、剥離面からの出血によって、失血死してしまったものであり、本件患者の死亡という結果は、癒着胎盤という疾病を原因とする、過失なき診療行為をもってしても避けられなかった結果」であるから、医師法第21条にいう『異状』がある場合に該当するということはできない」とした。本判決は、合併症は医師法第21条の対象になり得ないことを明示した判決と言えよう。

第5章　医師法第21条解釈の「外表異状」の行政的定着と医療事故調査制度創設

(1) 医師法第21条の行政的解決—田村厚労大臣答弁と田原医事課長発言の重要性

医師法第21条の解釈について、東京都立広尾病院事件判決（以下、広尾病院判決という）とともに重要なものに、二〇一二年（平成二十四年）十月二十六日第8回医療事故に係る調査の仕組み等のあり方に関する検討部会での田原克志医事課長発言、二〇一四年（平成二十六年）六月十日参議院厚労委員会における田村憲久厚労大臣答弁がある。いずれも医師法第21条の意味するところを行政的に簡潔に説明している。

二〇一四年（平成二十六年）六月十日参議院厚労委員会田村憲久厚労大臣答弁

参議院厚労委員会に於いて、田村憲久厚労大臣は、小池晃議員の質問に対し、以下の内容の答弁を行った。

「医師法第21条でありますけれども、死体又は死産児、これにつきましては、殺人、傷害致死、さらには死体損壊、堕胎等の犯罪の痕跡をとどめている場合があるわけでありまして、「司法上の便宜のために、それらの異状を発見した場合には届出義務、これを課しているわけであります。医師法第21条は、医療事故等々を想定しているわけではないわけでありまして、これは法律制定時より変わっておりません。ただ、平成十六年四月十三日、これは最高裁の判決でありますが、都立広尾病院事件でございます。これにおいて、検案というものは医師法第21条でどういうことかというと、医師が死因等を判定をするために外表を検査することであるということであるわけであります。……さらに、医療事故に係る調査の仕組み等のあり方に関する検討部会、これ平成二十四年十月二十六日でありますけれども、出席者から質問があったため、我が省の担当課長からこのような話がありました。『死体の外表を検査し、異状があると医師が判断した場合にはこれは警察署長に届ける必要がある』と」

二〇一二年十月二十六日田原克志医事課長発言

　二〇一二年（平成二十四年）十月二十六日第8回医療事故に係る調査の仕組み等のあり方に関する検討部会において、田原克志厚労省医政局医事課長（当時）は、質問に答えて、次のような発言を行っている。

田原医事課長発言

　医師法第21条では、「医師は、死体又は妊娠4月以上の死産児を検案して異状があると認めた時は、24時間以内に警察署長に届け出なければいけない」というものでございまして、その犯罪の痕跡をとどめている場合があるということで、こういった届出義務を規定したものでございます。

今、有賀先生のほうから御質問がありましたけれども、厚生労働省が診療関連死について届け出るべきというようなことを申し上げたことはないと思っております。

検案は外表を見て判断するとなっておりますけれども、その亡くなられた死体があって、死体の外表を見たドクターが検案して、そのときに異状だと考える場合は警察署に届け出てくださいということだと考えております。

中澤構成員発言

それは、外表を見てということは、外表だけで判断されるということでよろしいわけですね。

田原医事課長発言

基本的には外表を見て判断するということですけれども、外表を見るときに、そのドクターはいろんな情報を知っている場合もありますので、それを考慮に入れて外表を見られると思います。ここで書かれているのは、あくまでも、検案をして、死体の外表を見て、異状があるという場合に警察署のほうに届け出るということでございます。これは診療関連死であるかないかにかかわらないと考えております。

中澤構成員発言

そうすると、外表では判断できないものは出さなくていいという考えですか。

田原医事課長発言

ですから、検案ということ自体が外表を検査するということでございますので、その時点で異状とその検案した医師が判断できるかどうかということだと考えています。

中澤構成員発言

判断できなければ出さなくていいですね。

田原医事課長発言

それは、もしそういう判断ができないということであれば届出の必要はないということになると思います。

二〇一四年（平成二十六年）三月八日大坪寛子医療安全推進室長発言

二〇一四年（平成二十六年）三月八日、鹿児島市で開催された、医療を守る法律研究会講演会において、大坪寛子医療安全推進室長は、田原克志医事課長発言を、「外表異状説」と命名した。このネーミングの良さと分かりやすさで、それまで紛糾していた医療事故調査制度が一気にとりまとめに向けて動き出すこととなる。

以下、大坪寛子医療安全推進室長講演「医療事故調査制度について－行政の立場より－」議事抜粋を記載する。

大坪寛子医療安全推進室長

「大綱案の評判が悪かったのは、それだけではなくて、ずっと出てます、医師法第21条の問題がございますが、それと取引をしたような形になっているところで、警察と取引をすると。医師法第21条を削除するかわりに、一部の黒の事案については警察に届けますよと言ったような形になったところが、やっぱり一部の診療科においては、評判が悪かったという経緯がございます。

この二十年の大綱案は、法律案は提出にまで至っておりませんで、未だに、刑法と民法以外に、その医療事故というものを判断する機関がないままずっと経過をたどっているということでございます。

この二十一年、二十二年あたりに政権交代も踏まえまして、もう一度、一から議論をし直して、今回の法案のたたき台になったというところですが、まったく考え方を変えておりまして、その医師法第21条の話については、じゃあ、どういう解釈なんだ、ということを今一度求められましたので、先ほど、小田原先生から紹介いただきました、「医師法第21条というものは、すべての診療関連死を届け出ろといっているものではありません」ということと、最高裁の判例を踏まえて、「外表異状説」というものを、医師法の担当課の医事課長の方から、今一度、お話をさせていただいたというところで、それを踏まえて、では、真に再発防止に資する制度というものはどういうものかという議論を1年半ほどしていただきました。

これが去年の五月にとりまとめられましたものを……」

二〇一九年（平成三十一年）四月二十四日厚労省医政局医事課事務連絡及び死亡診断書記入マニュアル追補

二〇一九年（平成三十一年）四月二十四日厚労省は、「『医師による異状死体の届出の徹底について』（平成三十一年二月八日付け医事課長通知）に関する質疑応答集（Q＆A）について」とする四月二十四日付け医事課事務連絡を出し、誤解の解消に動いた。この事務連絡に伴い、直ちに、「平成三十一年度版死亡診断書（死体検案書）記入マニュアルの追補について」とする事務連絡を発し、平成三十一年度版死亡診断書（死体検案書）記入マニュアル追補版を公表した。死亡診断書記入マニュアル追補版では、二月八日付け通知は削除され、四月二十四日付けQ＆Aが記載されている。これについては、別項で全文を記載したい。厚労省は二月八日付け医事課長通知は、医師法第21条の届出義務の範囲を拡大するものではなく、広尾病院判決の内容を変更するものでも、警察署への届出の範囲を拡大するものでもないことを明記し、医師法第21条の解釈は、田村厚労大臣答弁、田原医事課長発言の通りである旨を周知した。

医師法第21条の確実な理解と医療現場のとるべき対応

我々は、『外表異状』とは、田原克志医事課長発言の「外表を検査して異状」という意味であると言い続けて来た。刑罰規定である医師法第21条による届出の範囲は狭くあるべきだと繰り返し言って来た。犯罪の疑いのある事例を警察に連絡するのは、あくまでも犯罪捜査への協力であり、現に、実際現場では通常行われていることである。ただ、医師法第21条による届出と誤解されぬように『届出』との言葉は使用するべきではないと考えている。そのまま、警察への『連絡』という言葉で十分であろう。犯罪を目撃した場合、国民は警察に連絡すべきである。ましてや、医師が患者を診て犯罪と考えれば、警察に『連絡』すべきであろう。医師の社会的責任とも言うべきである。それから先は警察の仕事である。「外表に異状のないものは警察に連絡してはならない」など『為にする議論』であろう。筆者らが言っているのは、刑罰規定である医師法第21条の異状の判断は『外表異状』によると言っているのであり、犯罪の疑いがあるものは警察への協力として、警察に連絡すべきであると言っている。そもそも、『外表異状』とは、田原克志医事課長（当時）発言を指して、大坪寛子医療安全推進室長（当時）が「外表異状説」と表現したことが最初であり、この『外表異状』とのネーミングの良さで、医療事故調査制度創設への大きな流れができたものである。『外表異状』という言葉は、医療事故調査制度創設に向けての大きな推進力となった言葉でこそあれ、何ら批判を浴びるような言葉ではないのである。医師法第21条の『外表異状』は、医療事故調査制度創設の前提なのである。

（2）医師法第21条と医療事故調査制度創設の経緯

医療事故調査制度は長年の紆余曲折の結果、医療安全の仕組みとして出来上がった。医療事故調査制度創設は医師法第21条の解決抜きにはあり得なかった。

医療事故調査制度問題解決のなかでの大きな成果が、医師法第21条（異状死体等の届出義務）にいう異状死体の解釈が、東京都立広尾病院事件東京高裁・最高裁判決で示された「外表異状」との見解で、行政的にも、医療界としても一般的にも合意を得られた点にあることを忘れてはならない。医師法第21条解決と医療事故調査制度との経緯を表したものが表1である。ここで、簡単に医師法第21条と医療事故調査制度創設の流れを振り返っておきたい。

医師法第21条は「外表異状」で決着したのである

医師法第21条（異状死体等の届出義務）は、旧内務省時代以来の法律であり、身元不明死体等の捜査協力のための規定として、医師法の中に残された規定である。同33条の2で定められている通り、罰則を伴う刑法規定である。そもそも医師法第21条は、診療関連死を対象としていなかったので、何ら問題を呈して来なかった。この無害と思われた規定が急に凶器と化したのが、東京都立広尾病院事件である。この東京都立広尾病院事件をきっかけに、医療現場には医師法第21条に対するアレルギーと嫌悪感、警察への不信感が拡がって行った。旧法である医師法施行規則第9条時代の大正七年大審院判決は別として、医師法第21条に関する東京都立広尾病院事件以前の判例としては、一九六九年（昭和四十四年）の東京地裁八王子支部判決があるが、それまで、特に注目されていたわけではない。

容認発言）
12月　政権交代（民主党から自民党へ）
2013年（平成25年）
1月23日　四病協合意（「医療の内」と「医療の外」の切り分け）
2月22日　日病協合意（「医療の内」と「医療の外」の切り分け）
5月29日　「医療事故に係る調査の仕組み等に関する基本的なあり方（案）」公表
11月6日　保岡議員・厚労省・医法協三者会談（医療安全の制度とすることを確認）
2014年（平成26年）
3月8日　大坪寛子医療安全推進室長、田原課長発言を「外表異状説」と命名　これにより事故調議論進展
4月1日　「現場の医療を守る会」（ＭＬ）発足
4月18日　国立国際医療研究センターウログラフィン誤投与事件
6月10日　参議院厚労委員会で田村憲久厚労大臣答弁
6月18日　改正医療法成立（医療安全の仕組みとしての医療事故調査制度創設）
8月26日　医法協医療事故調ガイドライン中間報告発表
9月2日　田村憲久厚労大臣に医法協ガイドライン中間報告書を提出
10月1日　医法協医療事故調ガイドライン最終報告書発表
10月14日　橋本岳政務官に医法協医療事故調ガイドライン最終報告書提出
11月14日　「医療事故調査制度の施行に係る検討会」開始
医法協医療事故調ガイドラインがたたき台になる
12月29日　大阪府立急性期・総合医療センター筋弛緩剤誤投与事件
2015年（平成27年）
3月13日　平成27年度版死亡診断書記入マニュアル（法医学会異状死ガイドライン削除、外因死の届出削除）
3月20日　「医療事故調査制度の施行に係る検討について」
5月8日　厚労省令第100号、医政局長通知
7月3日　リスクマネージメントマニュアル作成指針は失効（国立病院等独法化に伴い）日本産婦人科協会宛て厚労省医政局医療経営支援課回答
9月25日　日本医療法人協会『医療事故調運用ガイドライン』（へるす出版）出版
10月1日　改正医療法（医療事故調査制度）施行
2016年（平成28年）
6月24日　医療法施行規則改正、医政局総務課長通知（制度見直し）

（表1）医師法第21条と医療事故調査制度創設の流れ

1969年（昭和44年）
　　東京地裁八王子支部判決
1994年（平成6年）
　　法医学会異状死ガイドライン
1995年（平成7年）
　　死亡診断書記入マニュアル平成7年版に法医学会異状死ガイドライン記載
1999年（平成11年）
　　横浜市立大患者取り違え事件
　　東京都立広尾病院事件
　　杏林割り箸事件
2000年（平成12年）
　　厚労省「リスクマネージメントマニュアル作成指針」通達
2001年（平成13年）
　　東京女子医大人工心肺事件
　　東京都立広尾病院事件東京地裁判決
2003年（平成15年）
　　東京都立広尾病院事件東京高裁判決
2004年（平成16年）
　　東京都立広尾病院事件最高裁判決（有罪判決確定）
2006年（平成18年）
　　福島県立大野病院事件、医師逮捕
2008年（平成20年）
　　厚労省第3次試案
　　厚労省大綱案
　　民主党案
　　杏林割り箸事件無罪
　　福島県立大野病院事件無罪
2009年（平成21年）
　　東京女子医大人工心肺事件無罪
　　政権交代（自民党から民主党へ）
2012年（平成24年）
2月15日　厚労省「医療事故に係る調査の仕組み等のあり方に関する検討部会」
6月15日　死因究明関連2法成立
10月26日　田原克志厚労省医事課長発言（第8回あり方検討部会）（外表異状

一九九四年（平成六年）、法医学会が「異状死ガイドライン」を発表したが、このガイドラインは臓器移植推進のために作られたものと言われており、単に、一学会の見解を述べたものに過ぎない。ところが、平成七年度版死亡診断書記入マニュアルに厚労省が、「法医学会異状死ガイドライン参考」の文字を入れたことから大きな問題が発生した。一学会のガイドラインの見解と厚労省見解が同一であるかのように誤解されたのである。この法医学会「異状死ガイドライン」が一学会の見解に過ぎないことは、二〇一九年三月十三日衆議院厚生労働委員会で、橋本岳議員の質問に対し、吉田学厚労省医政局長が、「異状死ガイドラインは日本法医学会としての見解を示したものであり、厚労省は医師法第21条に基づく届出に一律の基準を示すことは難しいことから、個々の状況に応じて死体を検案した医師が届出の要否を個別に判断するもの」と答弁し、法医学会異状死ガイドラインは一学会の見解に過ぎず、厚労省はこのような見解を取っていないことを改めて明確にした。

法医学会異状死ガイドラインの「異状死」と、医師法第21条の「異状死体」とは、全く別の概念である。また、東京都立広尾病院事件裁判の最中、厚労省は、不用意にも、リスクマネージメントマニュアル作成指針という通達を出した。これらが東京都立広尾病院事件判決に影響を与えたことは明白であり、判例時報１８６１号にいう『検案』の解釈の積極説の根拠を厚労省が作ってしまったと言えよう。

東京都立広尾病院事件裁判で最高裁は、検案について、「医師法第21条にいう死体の

『検案』とは、医師が死因等を判定するために死体の外表を検査することをいい、当該死体が自己の診療していた患者のものであるか否かを問わない」とした。

この判決は、憲法違反との批判があったが、医療界の動揺は大きく、これ以降、警察届出が急増することとなり、医療崩壊へと繋がって行く。この判決が合憲限定解釈であることをいち早く指摘したのは米田泰邦弁護士（元裁判官）であるというが、外表異状を精力的に広報してきたのが、田邉昇医師・弁護士と佐藤一樹医師である。我々は、医療事故調査制度は「医療の内」の問題として、医師法第21条は、「医療の外」の問題として切り分けての解決を目指した。医師法第21条を「外表異状」として解決することを前提に、医療事故調査制度創設へと向かったのである。

「外表異状」の定着に向けて、二〇一二年（平成二十四年）十月二十六日、田原克志厚労省医政局医事課長発言、二〇一四年（平成二十六年）三月八日、大坪寛子厚労省医政局総務課医療安全推進室長発言、さらに、同年六月十日参議院厚労委員会での田村憲久厚労大臣発言がある。これら厚労省の広報により、医療現場は落ち着き、医師法第21条の異状死体の認識は、「外表異状」として確立した。

その後、二〇一五年（平成二十七年）、厚労省は平成二十七年度版死亡診断書記入マニュアルを大幅に改訂、法医学会異状死ガイドライン参考の文字を削除、外因死の項も修正を加え、「異状死」と「異状死体」を区別した記載へと変更した（図1）。適切な死亡診断書記入マニュアルが整備され、医療事故調査制度創設への環境が整ったのである。

死亡診断書記入マニュアルとリスクマネージメントマニュアル作成指針

平成七年度版死亡診断書記入マニュアル（死亡診断書・出生証明書・死産証書記入マニュアル平成七年版）Ｑ＆Ａに、次の記載がある。質問6：「医師法第21条に『死体を検案して異状があると認めたときは、24時間以内に所轄の警察署に届け出なければならない』と規定されているが、この『異状』の基準は何か」これに対する回答に、「『異状』の定義については医師法上定められていないが、病理学的意味での異状ではなく、法医学的な異状を指すものと考えられる。すべての死亡例に適合する異状の基準を一律に規定することはできないが、日本法医学会が定めている『異状死ガイドライン』等を参考にされたい」と記述している。これが毎年踏襲されるに伴い、日本法医学会『異状死ガイドライン』が独り歩きすることとなってしまった。当時は想定されなかったものであろうが、結果的には、行政文書に一学会のガイドラインを引用したことが大問題へと繋がって行く。（因みに、この回答文は、東京地裁八王子支部判決を念頭においた記述と考えられるが、八王子支部判決の判旨は、変死体に関する見解であり、診療関連死を対象としていない。）

二〇〇〇年（平成十二年）、厚労省は、「リスクマネージメントマニュアル作成指針」を出す。「リスクマネージメントマニュアル作成指針」は、注記で、「医師法第21条の規定により、医師は、死体又は妊娠4月以上の死産児を検案して異状があると認めた場合、24時間以内に所轄警察署に届け出ることが義務づけられている」としたうえで、「医療過誤によって死亡又は傷害が発生した場合又はその疑いがある場合には、施設長は、速やかに所轄警察署に届出を行う」と記載してしまった。異状死体と医療過誤とを混同した誤った記載が、警察への過剰届け出の元凶となったことは明らかである。本通知が、東京都立広尾病院事件の係争中に出されたことも大きな問題点であろう。

本指針は、「国立病院等における」と明示されていたにもかかわらず、「国立病院をはじめとする全医療機関」と解釈され津々浦々に伝搬されていった。当時の医療事故に関する講演会では、「法医学会異状死ガイドライン」、「死亡診断書記入マニュアル」、「リスクマネージメントマニュアル作成指針」が警察届出の根拠として講義されていた。この事態を修正したのが、厚労省医政局田原克志医事課長発言である。

医療事故調査制度創設に関わる論議のなかで、死亡診断書記入マニュアルとリスクマネージメントマニュアル作成指針の二つの通達の問題点が、行政的に解決された。解決の根拠となったものに、次のような出来事があった。

（1）二〇一二年（平成二十四年）十月二十六日の田原克志医事課長発言により、医師法第21条にいう異状死体の判定が「外表異状」であることが明示された。その後（2）二〇一四年（平成二十六年）三月八日「医療を守る法律研究会講演会」（鹿児島市）において、大坪寛子医療安全推進室長が田原克志医事課長発言を追認するとともに、田原克志医事課長発言を「外表異状説」と呼んだことから、以後、「外表異状」との言葉が定着して行った。また、（3）同年六月十日参議院厚労委員会で小池晃議員の質問に対して田村憲久厚労大臣が「外表異状」を確認する答弁を行ったことにより、医療現場の不安も沈静化して行った。さらに、（4）二〇一五年（平成二十七年）、平成二十七年度版死亡診断書（死体検案書）記入マニュアルにおいて「法医学会異状死ガイドライン参考」の文字が削除されたことにより、「外表異状」は行政的にも確立し、死亡診断書（死体検案書）記入マニュアルの弊害は厚労省の手によって解消されたのである。

一方、リスクマネージメントマニュアル作成指針は、二〇一二年十月二十六日、田原克志医事課長が、本通知は、国立病院等を対象に出されたものであり、一般の医療機関を拘束するものではないと明言した。民間医療機関が、この通知の対象外であることが明示されたのである。その後、二〇一五年（平成二十七年）七月三日日本産婦人科協会の質問に対し、厚労省医政局医療経営支援課は次のように回答している。①国立病院等の独法化に伴い、国立病院リスクマネージメントマニュアル作成指針は失効している。（国立病院・療養所は二〇〇四年四月一日独法化、国立高度専門医療センターは二〇一〇年四月一日独法化）②厚労省は各医療機関の自主性に任せており、指導はしていない。

国立病院等は独法化され、国立病院等でなくなったため、国立病院等に対して出された通知（リスクマネージメントマニュアル作成指針）は既に失効しているとの厚労省見解であり、リスクマネージメントマニュアル作成指針の弊害は、既に、行政的には解決済みということである。

二〇一四年、対照的な注目すべき二つの事件が発生している。一つは、同年四月十六日の国立国際医療研究センターのウログラフィン誤投与事件である。当事者医師は、個人責任が追及され、禁固一年執行猶予付きの有罪となり、医師免許証停止処分となっている。この事例は、既に医師法第21条は「外表異状」で解決していたにもかかわらず、院内のマニュアルを改訂していなかったための悲劇とも言えよう。他の一つは、同年十二月二十九日、大阪府立急性期・総合医療センターで発生した、筋弛緩剤（マスキュレート）と抗菌剤（マキシピーム）を誤投与して、患者が死亡した事件である。こちらは不起訴処分で終わっている。同年に発生した類似の単純過誤事例での対照的な結果の違いを考えれば、事故調査報告書を始めとする院内の適切な対応が重要と言うべきであろう。

「経過の異状」と医師法第21条の二〇一六年日医改悪案

医師法第21条（異状死体等の届出義務）は、司法・行政ともに「外表異状」として決着していると考えられるが、未だに「経過の異状」に固執している人々がいる。この「経過の異状」として引用される昭和四十四年三月二十七日の東京地裁八王子支部判決については別項で記載した。

医療事故調査制度施行から約四カ月後、二〇一六年（平成二十八年）二月二十四日、突然、日医が、「医師法第21条及び同第33条の2に対する改正案の提言」を発表した。医師法第21条を「医師は、死体又は妊娠4月以上の死産児を検案して犯罪と関係ある異状があると認めたときは、24時間以内に所轄警察署に届け出なければならない」とし、同33条の

2（罰則）から第21条違反を削除するというものである。日医の改正案は、死体解剖保存法に倣ったものと思われる。死体解剖保存法第11条は、「死体を解剖した者は、その死体について犯罪と関係のある異状があると認めたときは、24時間以内に、解剖をした地の警察署長に届け出なければならない」としており、これには罰則規定はない。

この日医提言は、一見、警察への届け出対象を制限して医療現場の負担を減らすかのように思われる。ところが、臨床現場では、とんでもない改悪になってしまう。死体解剖保存法の対象は当然、死体である。従って、業務上過失致死罪の適用などあり得ない。一方、医師法の対象は生きた人間である。臨床現場は患者を救うべく奮闘しているのである。にもかかわらず、現状の日本の法律においては、診療上のトラブルは、業務上過失致死傷罪の適用になりかねない。業務上過失致死傷罪は犯罪類型である。これを考えると、日医案の「犯罪と関係ある異状」となれば、業務上過失致死傷罪の疑いが全て届け出対象となり、萎縮医療となるのは目に見えている。医療崩壊時の全例届出状況に逆戻りする医師法第21条の改悪である。そもそも、医師法第21条の届け出義務を負うのは、検案した医師であり、医療行為を行った医師と同一人である場合が多い。自ら行った医療に業務上過失致死傷罪の可能性があるにもかかわらず届け出義務を課すということは、基本的人権である憲法第38条第1項の自己負罪拒否特権に正面から抵触するというべきである。二〇一六年日医案は憲法違反規定であろう。

第6章 「医師による異状死体の届出の徹底について」（平成三十一年二月八日付け医政医発0208第3号厚生労働省医政局医事課長通知）の誤解の解消と医療崩壊阻止への緊急対応

全くの偶然であるが、二〇一九年（平成三十一年）二月二日、鹿児島県医療法人協会主催で、シンポジウム「医師法第21条外表異状の理解と救急現場での対応を考える」を開催した。盛会裏に終了したシンポジウムであったが、私は講師の一枚のスライドが、妙に気にかかった。「総務課医療安全推進室〝行政による21条の解釈〟」という部分である。厚労省担当者を、その数か月前、二〇一八年（平成三十年）十一月十日、私が委員長を務める鹿児島市医師会医療事故調査制度サポートセンター主催のシンポジウムに招聘し、「死因究明等の推進について」とのタイトルで講演してもらっている。この「死因究明等の推進」は「死因究明等推進基本法」部分の話であり、直接医師法第21条の話ではないが、医師法第21条とは密接な関係がある。この時、厚労省担当者は、私に医師法第21条の話など全くしなかった。スライドにあった話など全くしていないのである。疑念が払拭できなかった私は、東京で何か起こっているのではないかと思い、井上清成弁護士に問い合わせた。その時点で、井上清成弁護士も情報を持ち合わせていなかったようであるが、急遽情報収集をしてもらった。
幸運にも、その週末、私は上京予定があり、井上清成弁護士は二月九日、十日には、シンポジウムの座長として、シンポジストの田村憲久元厚労大臣、橋本岳元厚労副大臣と打ち合わせの予定があった。そのおかげで、偶然にも厚労省担当者の動きを把握できたのである。

振り返ってみると、二月八日、担当補佐は全国医学部長病院長会議の医療事故対策委員会に出席しており、同会議は、二〇一八年（平成三十年）三月九日の「病院に勤務する医師の皆様にご理解いただきたいこと」との声明を補完する形で、同日付で「関係者の皆様にご理解いただきたいこと」との追加声明を出している。また、同日（二月八日）付けで「医師による異状死体の届出の徹底について」（平成三十一年二月八日付け医政医発０２０８第３号厚生労働省医政局医事課長通知）が出されたことになる。

私が、同通知を目にしたのは、連休明けの二月十二日午後になってからである。二月八日付け医事課長通知を読み、私は、これはとんでもない通知だと認識し、直ちに通知の危険性を医療現場に発信した。

一方、佐々木健厚労省医政局医事課長が、二月八日通知は、従来の厚労省見解と変わらない旨の発言をしているとの話が耳に入って来た。諸々の約一カ月のやり取りの後、私は橋本岳元厚生労働副大臣、佐々木健医事課長、担当課長補佐、井上清成弁護士と五人で意見交換をすることとなった。意見交換の結果、誤解を解き、医療崩壊を阻止するために、共同の懇談会を開催し、懇談会内容を広報することにより、事態の収拾を図ることで合意した。佐々木健医事課長の対応は早かった。開催日は、三月十四日とすることに決まった。

以下は、医師法21条（異状死体等の届出義務）に関する懇談会の記録である。

（1）医師法21条（異状死体等の届出義務）に関する懇談会（二〇一九年三月十四日）

「医師法21条（異状死体等の届出義務）に関する懇談会」議事録
日時：２０１９年３月14日　10時
場所：衆議院第２議員会館第８会議室
主催：一般社団法人医療法務研究協会
座長：一般社団法人医療法務研究協会理事長　小田原良治
演者：衆議院議員・元厚生労働副大臣　橋本岳
　厚生労働省医政局医事課長　佐々木健
　一般社団法人医療法務研究協会顧問弁護士　井上清成

議事録
1．小田原
本日はご多忙な中にもかかわらず、緊急に開催いたしました「医師法21条に関する懇談会」にご参集いただき、誠にありがとうございます。

皆様ご存知のとおり、医師法21条に関して新たに、厚生労働省医政局医事課長名によって「医師による異状死体の届出の徹底について」と題する通知が、平成三十一年二月八日付けで発せられました。この内容は、お手元にお配りしたとおりです（資料1）。

この通知によって医療界には、不安が広がりつつあります。そこで、医療界の不安に対処すべく、この懇談会を緊急に開催いたしました。

先ずは、演者の紹介をさせていただきます。

2. （紹介・省略）

3. 小田原

私事で恐縮ですが、佐々木医事課長の通知が発せられて、座長である私自身は、大変に驚きました。今までの厚労省見解や裁判所判例をくつがえすようなものではないかと思って、非常に憤ったりもしました。医療界の他の方々も同じなのではないかと思います。

そこで、最初に、佐々木医事課長通知は果たして厚労省のこれまでの見解や裁判所判例をくつがえすようなものなのかどうか、もっぱら法律的な観点から、井上弁護士、いかがでしょうか。

4. 井上

結論をひと言で申しますと、佐々木課長通知は従来からの厚労省見解や裁判所判例と何ら矛盾するものではないと捉えております。佐々木課長通知によって、従来からの厚労省見解や裁判所判例に何らかの追加をしたり削除をしたり修正をしたりということとは全くありません。代表的なものとして、皆様のお手元に、平成二十四年十月二十六日の当時の田原克志医事課長の発言の議事録（資料2）といわゆる都立広尾病院事件に関する平成十五年五月十九日東京高裁判決、平成十六年四月十三日最高裁判決（資料3）をお配りしておりますが、それらの通りということです。小田原先生をはじめ医療界の方々は、過剰に反応したり不安がったりする必要は全くないと思っております。

5. 小田原

先ずは結論だけをお聞きしますが、橋本先生も、井上弁護士と同じ見解ですか。

6. 橋本

同じです。

7. 小田原

それでは、橋本先生から、もう少し詳しくお願いします。

8. 橋本

実は、昨日、つまり平成三十一年三月十三日水曜日に、私は、衆議院厚生労働委員会で、この医師法21条の問題について、吉田学厚生労働省医政局長に対して質問をいたしました。その内容をご紹介させていただくと、（資料４）ということでした。ということですから、吉田医政局長の答弁は明瞭でした。

9．小田原

佐々木課長、いかがですか。

10．佐々木

医政局長と同じなので繰り返しですが、この度の通知は、従前の内容と同じでして、何ら変わるところはございません。

11．井上

佐々木課長に念のため確かめたいのですが、平成二十四年十月二十六日に開催された厚労省の「医療事故に係る調査の仕組み等のあり方に関する検討部会」では、医師である中澤堅次構成員と田原医事課長との間で、次のようなやり取りがなされています。少し読み上げますと（資料２）、

○田原医事課長：検案は外表を見て判断するとなっておりますけれども、その亡くなられた死体があって、死体の外表を見たドクターが検案して、そのときに異状だと考える場合は警察署に届け出てくださいということだと考えております。

○中澤構成員：それは、外表を見てということは、外表だけで判断されるということでよろしいわけですね。

○田原医事課長：基本的には外表を見て判断するということですけれども、外表を見

るときに、そのドクターはいろんな情報を知っている場合もありますので、それを考慮に入れて外表を見られると思います。ここで書かれているのは、あくまでも、検案をして、死体の外表を見て、異状があるという場合に警察署のほうに届け出るということでございます。これは診療関連死であるかないかにかかわらないと考えております。

○中澤構成員：そうすると、外表では判断できないものは出さなくていいという考えですか。

○田原医事課長：ですから、検案ということ自体が外表を検査するということでございますので、その時点で異状とその検案した医師が判断できるかどうかということだと考えています。

○中澤構成員：判断できなければ出さなくていいですね。

○田原医事課長：それは、もしそういう判断できないということであれば届出の必要はないということになると思います。

今回の通知は、このやり取りにおける田原医事課長の答弁と同じことですね。

12. 佐々木

同じ趣旨です。

13. 橋本

私からは、特に、医療事故・医療過誤による死亡や、いわゆる診療関連死との関係で、佐々木課長に確かめたいのですが、当時の田村憲久厚生労働大臣が平成二十六年六月十日に開催された参議院厚生労働委員会で、「医師法第21条は、医療事故等々を想定しているわけではない」と明言なされていました（資料５）。田村大臣のいわゆる医療事故等々との関係でのことは、この通りですね。

14. 佐々木

もちろん、その通りで、医療事故等々かどうかを問わず、警察に届け出るべきかどうかは、死体を検案した医師が個別具体的に考えることになります。

15. 橋本

そうすると、医療事故等々が生じた時には、医師法21条で届け出るべきか判断する際には、都立広尾病院事件の判決（資料３）なども参考になるのでしょうか？

16. 佐々木

検案した医師が、警察に届け出るべきかを個別具体的に考える際には、都立広尾病院事件判決などを見ていただくことも大切なことだと思います。

17. 小田原

安心しました。私が佐々木課長の通知を誤解して憤っていただけのようですね。佐々木課長にお詫び申し上げます。

18. 佐々木

とんでもない、恐縮です。誤解が解けて良かったです。

19．小田原

橋本先生、井上先生、よろしいですか。

20．橋本・井上

結構です。

21．小田原

今回の医事課長通知は、従来通りのものですので、医療界はこれで安心し、どのような意味でも過剰反応はしないように、よろしくお願いいたします。それでは、これで終了といたします。

皆様、どうもありがとうございました。

医師法第21条（異状死体等の届出義務）に関する懇談会で配布した資料は以下の通りである。

資料１　平成三十一年二月八日付け医政医発０２０８第３号厚生労働省医政局医事課長通知

資料２　二〇一二年十月二十六日第８回医療事故に係る調査の仕組み等のあり方に関する検討部会　議事録（抜粋）

宮本室長

参考資料２をお配りしております。こちらのほうには医師法21条の条文と、それから、その解釈をまとめております。

山本座長

本日は医事課長にも御出席いただいておりますので、適宜御発言、あるいは御説明をいただければと思います。

有賀構成員

どちらかというと素人っぽい質問で申しわけないのですけれども、この21条に従って届け出たこともある。そのような経験がありますので、私たちの会議の目的は、原因の究明と、それをもとにしてより質の高い安全な医療をつくっていこうという話ですね。そのことと、それから、この医師法21条の直接的な関係というのは、論理的には多分ないとは思うのですけれども、歴史的に、法医学会や、その後だと思うのですけれども、厚生労働省がこういう診療に関連した死亡なども届け出るべきだという見解に至ったものの考え方といいますか、そこら辺が歴史的にどういうことだったのか、ちょっと教えていただきたいなと思います。

私たちの議論は、そもそもそういうものだという中で議論したことはいっぱいあるのですけれども、ここでの議論は、より質の高い医療をつくっていこうねという話のときに、捜査機関は同時進行で私たちに振り掛かる厳しいテーマでありますから、問題にすることはもちろんやぶさかではないのですが、どうしてそうなってしまったのか、ちょっと聞いてもいいですか。お願いします。

田原医事課長

医事課長でございます。

まず、参考資料2をごらんいただければと思います。医師法21条では、「医師は、死体又は妊娠四月以上の死産児を検案して異状があると認めたときは、24時間以内に警察署に届け出なければいけない」というものでございまして、その犯罪の痕跡をとどめている場合があるということで、こういった届出義務を規定したというものでございます。

今、有賀先生のほうから御質問がありましたけれども、厚生労働省が診療関連死について届け出るべきというようなことを申し上げたことはないと思っております。この法律と、ここに書いてある解釈をお示ししているということで、診療関連死というのが何を示すのかというのはちょっといろいろありますが、明示的にそれを届け出なさいということを申し上げてはいないのではないかと思います。

関連して、法医学的な異状を意味するということが書かれておりますけれども、この法医学的異状を判断する際に法医学会のガイドラインも参考にしてくださいというようなことは申し上げておりますけれども、それを参考にして、最終的には検案した医師が、異状であるかどうかということを判断していただくというものでございます。

有賀構成員

一般の病院に向かってその手の話を発信されなかったということはそうだと思うのですけれども、もし僕の記憶に間違いがなければ、国立病院にはそうなさいませということを配信したというか、意見を国立病院の病院長にはおっしゃったということはあるのではないですか。多分、それを一般の病院が皆まねしたのではないかと思うのですけれども、そこら辺をちょっと教えてください。

田原医事課長

今、御指摘いただきました、国立病院のほうに対して、リスクマネージメントマニュアル作成指針ということで、そこには、警察への届出として、医療過誤によって死亡または障害が発生した場合、またはその疑いがある場合には、施設長は速やかに所轄警察署に届出を行うというような内容がございます。平成十二年だったかと思いますけれども、それについては、これはあくまでも国立病院などに対してお示ししたものでありまして、国立病院のほうで実際にいろんな対応する際の参考になるように指針を示しているということで、ほかの医療機関について、こういうことをしなさいと言っているわけではないと考えております。

有賀構成員

そうしますと、国立病院でない病院については、そのようなマニュアルになさいませということが届いていなければ、違うマニュアルがあってもよろしいと、こういう話ですね。

田原医事課長

それはそれぞれ、検案した医師が第一義的には判断するものだと考えております。

中澤構成員

そうすると、今の議論は、要するにこれは検死の段階の話であって、医療関連死とは関係がないという解釈でよろしいでしょうか。

田原医事課長

「ケンシ」というのと検案というのはちょっと違いますので、お亡くなりになって、検案を医師がしたときに警察に届け出るかどうかということが論点だと思っております。「ケンシ」という意味合いが、いろんな字がありますので、少し限定して御質問いただければと思います。

中澤構成員

検案というのは、普通は医療が関係しないところで起きた事例について、医師が必ず検証を行わなければいけないという状況の中で検死が行われるという考えで私はいるのですけれども、これは検死にもかなり幅が広いという感じになるのですか。

田原医事課長

検案は外表を見て判断するとなっておりますけれども、その亡くなられた死体があって、死体の外表を見たドクターが検案して、そのときに異状だと考える場合は警察署に届け出てくださいということだと考えております。

中澤構成員

それは、外表を見てということは、外表だけで判断されるということでよろしいわけですね。

田原医事課長
基本的には外表を見て判断するということですけれども、外表を見るときに、そのドクターはいろんな情報を知っている場合もありますので、それを考慮に入れて外表を見られると思います。ここで書かれているのは、あくまでも、検案をして、死体の外表を見て、異状があるという場合に警察署のほうに届け出るということでございます。これは診療関連死であるかないかにかかわらないと考えております。
中澤構成員
そうすると、外表では判断できないものは出さなくていいという考えですか。
田原医事課長
ですから、検案ということ自体が外表を検査するということでございますので、その時点で異状とその検案した医師が判断できるかどうかということだと考えています。
中澤構成員
判断できなければ出さなくていいですね。
田原医事課長
それは、もしそういう判断できないということであれば届出の必要はないということになると思います。
中澤構成員
私は、最初からこの法律の内容は医療事故死というのを意識してない時代にできていると思います。ですから、これを現代の非常に複雑化した死亡ということに適用するのは難しい面があるだろうなと思っておりましたので、今のお考えをはっきり聞きましたので、そういうことかということで理解させていただきます。

資料3　東京都立広尾病院事件東京高裁判決・最高裁判決（本誌第3章参照）
資料4　二〇一九年三月十三日衆議院厚生労働委員会橋本岳議員質問議事録（本誌第6章（2）参照）
資料5　二〇一四年（平成二十六年）六月十日参議院厚労委員会議事録抜粋

小池晃君

医療事故の調査制度の問題について聞きます。

この第三者機関の創設については私どもも求めてきたことなので、ただ、今回のその制度には懸念もあるのでただしたいと思うんですが、今回の制度は、これは大臣も繰り返し答弁していますけれども、再発防止と医療の安全性の向上を図るものであって責任追及ではないということなんですが、ただ、再発防止というふうに言うと、これは原因究明必要になってきます。原因究明というふうになると、それは直ちにやっぱり責任追及に結び付いていく可能性もあるわけですよ。その懸念が医療界にもあるわけですね。

大臣は、ここにどう応えるのか、安全性の向上、再発防止という政策目的と責任追及ということが今回の制度ではどう遮断されているのかいないのか、ちょっと説明していただきたい。

国務大臣（田村憲久君）

平成二十年に医療安全調査委員会設置法案大綱案というものを示させていただきました。この中では、医療法21条、これを免除するということのために、公的な第三者機関、ここで故意であったりだとか重度の過失、こういうものがあった場合は報告を警察にすると、届け出ると。また、これは行政処分の対象にもなってくるわけでありました。

これでいろんな議論をしたんですが、やはり医療関係者も含めいろんな方々から異論がでましたので、今般の法案になったわけでございまして、この中は、まさにこの医療法21条、これに関しては、あっ、ごめんなさい、医療法じゃない、医師法21条、これに関しては対象にしていないと。そもそも、そういうような話ではなくて、あくまでも民間の第三者的な機関、つまり医療事故調査・支援センターなるものが、これが言うなれば届出を行ったりでありますとか、また行政処分の対象というような形で報告書をまとめたりだとかはしないわけでございまして、報告書等々を受け取った場合においても、これはもちろん遺族の方々にはお渡ししますが、その内容も、誰がどのようなことをやったという個人名でありますとか、過失があるだとか、責任があるだとか、そういうような書きっぷりにはしないと、これはガイドラインで具体的には定めてまいりたいというふうに思いますが、そのような責任追及というようなガイドラインの内容にはせず、あくまでも医療の事故、どういうような理由で事故が起こったか、さらには原因究明の後、それを再発防止のための参考資料として使っていくというような内容にしてまいりたいと、このように考えております。

小池晃君

その再発防止の問題なんですけれども、これは報告書の中に個別ケースの再発防止策が書かれていると、これは結果回避義務違反に問われる可能性もあると言われています。

局長に聞きますが、再発防止策については一定の事例が集まった段階でまとめて、個々のケースが特定できないようにした上で公表するといったような配慮が必要ではないかと思うんですが、いかがでしょうか。

政府参考人（原徳壽君）

お答え申し上げます。

医療事故調査・支援センターでは再発防止に係る普及啓発を行うこととしておるところでございます。御指摘のような、一定の事例が集積された段階で類似事例についてまとめて普及啓発策を提案すると、そういうことも有効な手法であるとは考えております。

ただ、具体的にどういった形でやるかについては、今後ガイドラインを策定する中で検討する予定でございますので、責任追及や紛争解決を目的とした制度ではないということを踏まえて、医療従事者の氏名や過失の有無など個別の事例が特定できないような形での配慮は十分にしていきたいというふうに考えております。

小池晃君

条文の中には第三者機関に対する公費負担の規定はないんですけれども、やはり国が十分な責任を果たす必要はあると思うんです。遺族の費用負担が事故調査をちゅうちょさせるようなものであってはならないと思うんですが、この点はどうお考えですか。

政府参考人（原徳壽君）

費用負担についてはどうするかということで、特にいわゆる医療事故調査・支援センターが調査に掛かる場合に、その費用についてどうするかについて、この検討会の段階では、当然ながら遺族や医療機関からの申請に基づき行うものであるから、一定のそれぞれの負担は必要だろうと。そのほか、一般的な支援センターの運営には学会や医療関係団体からの支援、あるいは国からの補助金等々が必要だとされております。

その上で、その遺族から費用をいただくとしても、その検討段階では、調査を申請した遺族や医療機関の負担を求めるものの、制度の趣旨を踏まえ、申請を妨げることとならないよう十分配慮しつつ負担の在り方について検討することとされておりますので、そういうような観点で検討していきたいと考えております。

小池晃君

最後に、大臣に医師法21条について聞きたいと思います。

二〇〇一年四月三日の当委員会で、私の質問に対して当時の医政局長は、医師法21条の規定は医療事故そのものを想定した規定ではないというふうに答弁しました。

しかし、その後の動きの中で拡大解釈が広がりました。改めて、医師法21条についての厚労省の解釈をお述べいただきたいと思います。

国務大臣（田村憲久君）

医師法第21条でありますけれども、死体又は死産児、これにつきましては、殺人、傷害致死、さらには死体損壊、堕胎等の犯罪の痕跡をとどめている場合があるわけでありまして、司法上の便宜のために、それらの異状を発見した場合には届出義務、これを課しているわけであります。医師法第21条は、医療事故等々を想定しているわけではないわけでありまして、これは法律制定時より変わっておりません。

ただ、平成十六年四月十三日、これは最高裁の判決でありますが、都立広尾病院事件でございます。これにおいて、検案というものは医師法21条でどういうことかというと、医師が死因等を判定をするために外表を検査することであるということであるわけであります。一方で、これはまさに自分の患者であるかどうかということはこれは問わないということでありますから、自分の患者であっても検案というような対象になるわけであります。

さらに、医療事故調査制度に係る検討会、これ平成二十四年十月二十六日でありますけれども、出席者から質問があったため、我が省の担当課長からこのような話がありました。死体の外表を検査し、異状があると医師が判断した場合にはこれは警察署長に届ける必要があると、一連の整理をいたしますと、このような流れの話でございます。

小池晃君

これで医師法21条が何でも医療事故を届けるようなものでないということがきちっと確

認されたと思います。私はきちんとこれは法改正もすべきだというふうに思います。
あわせて、やっぱり今回の法案全体でいうと、これはむしろ逆に医療を崩壊させるようなことになって医療事故を起こすようなことに私はなりかねないというふうに思っていますので、このやっぱり医療事故の問題は改めて切り離してきちんと議論すると、法案としてもそういう処理を求めたいということで、質問を終わります。以上です。

我々が佐々木医事課長と事態収拾に向け合意したのは三月五日であり、「医師法21条に関する懇談会」開催日は三月十四日と決まった。ところが、三月六日に平成三十一年度版死亡診断書（死体検案書）記入マニュアルが公表され、そのなかに、問題の二月八日付け医事課長通知「医師による異状死体の届出の徹底について」が記載されていた。この死亡診断書（死体検案書）記入マニュアルが同じ課長補佐の担当であることを考えれば、この時の事態は担当課長補佐の暴走であったと考えざるをえない。

(2) 二〇一九年三月十三日衆議院厚生労働委員会橋本岳議員質問

二月八日に厚労省医政局医事課から出された通知による混乱を収拾するための手段として、橋本岳議員立会の下、厚労省と我々と同席の上、共通見解を出すということで一致し、三月十四日、衆議院第2議員会館第8会議室で、「医師法21条（異状死体等の届出義務）

に関する懇談会」を開催することとなった。このような経過の中、議会サイドが動き出した。急に、衆議院厚労委員会で橋本岳議員の質問時間が確保できたのである。橋本岳議員から医師法第21条について的確な質問があり、吉田学厚労省医政局長が二月八日に出された通知は、何ら医師法第21条に関する厚労省の見解を変えようとするものではなく、医師法第21条の解釈は従前どおりである旨答弁した。医師法第21条の解釈が『外表異状』であることが、改めて再確認されたのである。以下、この衆議院厚労委員会議事録から重要部分を抜粋する。

二〇一九年（平成三十一年）三月十三日衆議院厚生労働委員会議事抜粋

橋本委員

　私は、この二月八日に医政局が出した通知、医師法第21条に関する通知について質問したいと思っております。

　もともと医師法第21条というのは、死体とか死産児を検案して異状があると認めたら、24時間以内に所轄警察署に届け出なければならない、こういう規定でございまして、厚労省の資料によれば、これは犯罪の痕跡をとどめている場合があるので、司法警察上の便宜のために届出の義務を規定したものである、こういうふうになっているわけでございます。

　ただ、平成六年に、法医学会が異状死についてのガイドラインというのを出しました。あるいは、平成十六年に都立広尾病院事件の最高裁判決などが出まして、医療の中での予期せぬ死亡みたいなことについてのこの医師法第21条のかかわり方というのはずっと議論になっておりましたし、また、医療事故調査制度、今動いていますけれども、その議論のそもそもはそこから始まったのであって、それも紆余曲折を経て今に至っている、こういう経緯がございます。

その紆余曲折の中で、厚労省の方のいろいろな発言だとか答弁だとかによって、医師法第21条については、これでいいかという納得だとか安心みたいなものがあって落ちついたという面があったと思っているんですが、その中でこの二月八日の通知というものが出たものですから、医療関係者の中で、ややびっくりした方とかざわついた方が多かったんじゃないかと思っております。ですので、ただ、もしそれが誤解なのであれば解いた方がよいという観点から、今日はちょっと幾つか御質問したいと思っております。

まず、この通知について、さっき幾つかの発言等と言いましたけれども、具体的に申し上げれば、平成二十四年十月二十六日、医療事故に係る調査の仕組み等のあり方に関する検討部会というものがございまして、そこで当時の田原医事課長が御発言をされたこと、あるいは、平成二十六年六月に参議院厚生労働委員会で田村厚生労働大臣が小池晃参議院議員の質疑に対して答えた答弁等がありますが、その答弁というものをこの通知によって変えようとするものなのか、それとも、いや、答弁や発言というのはそのまま維持をされるものなのか、そこについてまず御確認をお願いします。

吉田政府参考人

委員にお示しいただきました本年二月八日付けの医政局医事課長通知におきましては、医師が死体を検案するに当たって、死体外表面に異常所見を認めない場合であっても、死体が発見されるに至ったいきさつ、死体発見場所、状況など諸般の事情を考慮し、異状を認める場合には、医師法第21条に基づき、所轄警察署に届け出ることを明らかにしたものでございます。

御指摘いただきました二点、一つ目の二〇一二年十月二十六日の検討部会における当時の医事課長、これは事実関係を御報告しますと、「基本的には外表を見て判断するということですけれども、外表を見るときに、そのドクターはいろんな情報を知っている場合もありますので、それを考慮に入れて外表を見られると思います」と発言してございます。

あとは二点目、二〇一四年六月十日の参議院厚生労働委員会において当時の田村厚生労働大臣が答弁をされておりますが、この医事課長発言を引用する形で、「我が省の担当課長からこのような話がありました。死体の外表を検査し、異常があると医師が判断した場合には、これは警察署長に届ける必要がある」と御答弁をいただいております。

今回の通知、いずれの発言とも、同趣旨の内容ということで私ども位置づけてございます。

橋本委員

済みません、ちょっと更問をさせていただきたいんですけれども、先ほど二点について聞きましたが、二〇一二年のあり方検討部会の方の発言は、中澤構成員に対する田原医事課長の答弁というところを引用していただきました。

実は、その発言の前に、有賀構成員からやはりこの医師法第21条についての問いがあって、田原医事課長が答えておられます。そこで、「厚生労働省が診療関連死について届け出るべきというようなことを申し上げたことはないと思っております」という答弁をしております。それから、これは田村大臣の答弁の方でも実は同旨の御発言がありまして、「医師法第21条は、医療事故等々を想定しているわけではないわけでありまして、これは法律制定時より変わっておりません」さっき局長がお話しになった答弁の前に、そういう話があります。そこについても確認をしていただいていいですか。

吉田政府参考人

今委員に引用いただきましたような二つの発言それぞれの前段について、そのような事実関係があったこと、私どもとしても同じように認識をしてございますが、今回の通知につきましては、従来の解釈あるいは従来の私どもの法第21条について申し上げていることについて何ら変わることもなく、同趣旨を改めて確認させていただいたというふうに位置づけてございます。

橋本委員

同趣旨を改めて確認させていただいたということですので、先ほど引用した答弁を変えるものではないんだというふうに理解をしたいと思いますけれども、ということは、もう一個戻ると、実はこの話が議論になったきっかけというのが、平成六年に日本法医学会が出した異状死ガイドラインというものだというふうに思っております。

このガイドラインは、結構広範にこの異状死というものについて捉えるという感じの趣旨のものであろうと思っているわけでありますが、このガイドラインが示している内容とこの通知が示している内容というのは、同じものなんですか。

吉田政府参考人

学会のガイドラインということでありますが、私どもの理解ということで申し上げさせていただきますと、御指摘の異状死ガイドラインにつきましては、医師法第21条に基づく異状死体の届出の基準について、当時、日本法医学会としての見解を示されたものというふうに受けとめてございます。

厚生労働省としましては、医師法第21条に基づく届出の基準につきましては、全ての場合に適用し得る一律の基準を示すことが難しいということから、個々の状況に応じて死体を検案した医師が届出の要否を個別に判断するものというふうにまず考えてございます。

そういう意味で、今回、本年二月の医事課長通知においては、異状死体の届出の基準そのものではなくて、医師が異状を認めるか否かを判断する際に考慮すべき事項という点について改めて示させていただいているものでありまして、御指摘いただきました学会のガイドラインとの間でいえば両者は単純に比較考量ができない違うもの、違うところに観点を持ってして行われているものというふうに位置づけさせていただいております。

橋本委員

ちょっとこれもまた微妙な答弁だなと思いながら伺っていたんですけれども、違う観点なのだということでありました。その前段に局長がおっしゃったことを自分なりの理解でいえば、大事なことは、学会は基準を、一つこういうものでどうでしょうということを示された、それと、厚生労働省は、いやいや、基準というのは一律に言いにくいものなのだ、ただ、個別の判断をする、ただし、お医者さんがその個別の判断をしてもらうときに、こんなことを見てね、こんなことに注意をして判断をしてねということを言っているのだとおっしゃったんだと思うんです。

だから、大事なことは、医師が個別に判断をするべきものなのだということに、医師法第21条の異状というものの解釈はびしっと基準がしめされるものではないんだということをお話しになったんだと思うんですが、その理解でいいですか。

吉田政府参考人

先ほどの答弁、今委員に御指摘いただきましたように、厚生労働省としましては、21条に基づく届出の基準については、全ての場合に適用し得る一律の基準を示すことが難しいということであり、個々の状況に応じて死体を検案した医師が届出の要否を個別に判断するものという解釈に立って、私ども行政運営をさせていただいているところでございます。

橋本委員

実は、今のところはとても大事な話なのであって、大事な話であるとともに実は悩ましいところであって、じゃ、個別の話というのはどういう基準で判断すればいいのかということが、厚労省としては言いにくいのだという以上のことをおっしゃれないという状況にあるということ。だけれども、場合によっては、それによって逮捕されてしまったり、過去の例はそれだけではないと思いますけれども、あるいは有罪になってしまったりすることがある。それは、都立広尾病院事件の最高裁判決でもそうなったということですし、福島県立大野病院事件でも、医師法違反も問われていて、これは結果として無罪になりましたけれども、医師の判断というもので有罪になったり無罪になったりすることがあり得る。だけれども、その基準を厚生労働省は示すことができない、個別に判断してねと言っているというのは、相当悩ましい状態ということはあるんだろうなとは思います。

ただ、だからこそ、そこで今、僕が二回目に確認をしたこと、要するに、厚生労働省は、診療関連死について届け出るべきだというようなことを申したことはないということは、その中で一つの補助線になり得る大事な発言なんだろうなというふうに思っているのであって、そのことも含めて今日は確認をいただいたというふうに理解をしたいと思っております。

続きまして、ちょっと別の観点になるんですが、この通知、最初の一言が「死因究明等の推進につきましては、」ということで始まっております。その例示に、「薬物中毒や熱中症による死亡等、外表面に異常所見を認めない死体について、」云々、こうなっているわけです。

例えば熱中症も、パチンコ屋の駐車場で子供が放置されていて亡くなってしまった場合みたいな、その場合、保護者は保護責任者遺棄致死という罪に問われ得るわけですから、犯罪の端緒になり得る、熱中症の御遺体というのはあり得るんだと思います。

ただ一方で、多くがそういう話ではなくて、高齢者のおひとり住まいの方で、亡くなって、熱中症であろうという状況で発見をされたというような場合は、多分何の犯罪でも何でもなく、むしろそれは公衆衛生上の問題で、暑い日は冷房をつけて寝ましょうねとか、もっと水分をとりましょうね、そういう注意喚起をすることが求められるような状況というのはあります。

ただ、この医師法第21条というのは、全部警察に届出の話なんですね。

さっきちょっと中島先生が虐待の話をされましたが、実は子供の話についても同じ。もちろん、虐待の場合も、犯罪であるということもありますから、それはそれでいいんですが、同時に、兄弟がいた場合とかは、やはり児相とかがちゃんとケアした方がいいよねということもあり得るわけで、この医師法第21条というのは、死因究明という文脈において、全部警察に届けるということになっているんですが、警察というのはそういう公衆衛生だとかそのほかのことに関する死因究明も担当するようになったんですか。

田中政府参考人

警察におきましては、犯罪の捜査その他公共の安全と秩序の維持に当たることを責務といたしておりまして、そうした観点から、届出を受けた死体等について、その死が犯罪に起因するものかどうかや、その死因が災害、事故等、市民生活に危害を及ぼすものであるかどうかについて判断をしているところであります。

熱中症による死亡の場合も含めまして、警察が届出を受けたときは、関係法令に従いまして犯罪性の有無等を確認することとなってまいります。

橋本委員
前段はよかったんですが、まず犯罪の有無を確認すると。それはそうなんでしょう。だから、問題は、それだけでとどまっちゃいけない。だけれども、一般論として言えば、しばしば言われるのが、警察に一旦ケースが行ってしまう、そこでいろいろな死因究明のためのことがされるんでしょう、その結果というのが刑事訴訟法を盾に出てこなくなるということがよく言われるわけです。

ですから、実際に警察が、もちろん、市民の安全のためにいろいろ努力をしていただいているということは理解はしますが、でも、公衆衛生に大事な役目を果たしているという話も今のところきいたことはないのでありまして、行った先が、届け出た先が、虐待対策だとかあるいは労災だとかいろいろなことに関係している、そこに対してもちゃんと行政的に何らかのフィードバックができるような仕組みというのを私は考えた方がいいとかねがね思っております。

この通常国会でも、今、各党各会派の御協力をいただきながら、死因究明に関する議員立法の調整をさせていただいているところでございますが、ぜひ、各位の御同意をいただいてこれを成立させたい、そして、そうした議論を一層進めるような状況というのをつくってまいりたいと思っております。

(3) 二〇一九年三月十四日参議院厚生労働委員会足立信也議員質問

二〇一九年(平成三十一年)三月十四日、丁度、我々が、「医師法21条(異状死体等の届出義務)に関する懇談会」を開催した同じ日に、参議院厚労委員会では、国民民主党の足立信也議員(元厚労政務官)が医師法第21条と二月八日に出された厚労省通知について厳しい質問をしている。民主党政権下の厚労政務官であり、死因究明制度に直接関与した議員だけに舌鋒は鋭く、その内容は的確なものであった。野党議員であるため、表面上、厚労省から前向きな回答は得られなかったが、論点は適切で、制度の解説の観がある。議員質問としても、その後の死亡診断書(死体検案書)記入マニュアル追補版の発出に繋がる重要な質問である。医師法第21条の解釈・死亡診断書(死体検案書)記入マニュアルの解説として足立議員の発言が有用なので議事録抜粋を記載したい。委員会質問では明確な結果が出なかったように見えるが、この委員会質問後の参議院での動きは大きなものがあり、後述の厚労省医政局医事課事務連絡としての質疑応答集(Q&A)及び、「平成三十一年度版死亡診断書(死体検案書)記入マニュアル」追補版発出という大きな成果が出ることになった。

二〇一九年（平成三十一年）三月十四日参議院厚生労働委員会議事抜粋

足立信也君

国民民主党の足立信也です。

去年の十二月と今年の二月に医政局から二つの二通の通知が出まして、それが、死亡診断書記入マニュアル、これが変更されました。……医師法第21条の解釈変更通知、この件です。これは決裁は医事課長ですが、まず、大臣はこの内容についてもご承知ですか。だとすれば、承知であるならば、以降の質問は全部大臣になりますが。

国務大臣（根本匠君）

二月八日付けの医師による異状死体の届出の徹底についての最終決裁者は、医政局医事課長であります。また、本通知については、委員の通告があって、今日その内容の報告を受けました。

足立信也君

じゃ、報告を受けてきちっと理解されているかどうかの質問になってしまうかもしれませんけれども、これは医事課長決裁。

まず、先ほどの質問、これは局長でも結構です。どの範囲のどの会議体でこれ決めたんですか、あるいは課内だけの話ですか。

政府参考人（吉田学君）

今御指摘いただいた通知は、医政局医事課長の名前による通知でございます。ただ、私ども、この課長通知を発出するに当たり、当然ながら担当課においての議論を行っておりますけれども、私はその上司として、こういう課長通知を発出したいという報告を受け、中で議論をし、その上で課長通知として発出することについての了解をしております。ただ、今、中というお話をされました点でいえば、私ども厚労省外の人間と会議体などを用いて御議論をいただいた結果ではございません。実務的に私どもの中で検討をさせていただいたものでございます。

足立信也君

皆さんのところに資料が行っていると思います。この一の内容です。

これ、後々私の質問で大事になってくるところは、まず、「死因究明等の推進につきまして」と書いてあることです。それから、3行目のところに「薬物中毒や熱中症」という具体の例がでているということです。それから、「記」よりも下のところに「死体が発見されるに至ったいきさつ、死体発見場所、状況等諸般の事情を考慮し、」というのが書かれてあると。これが後々ポイントになってくることですので。

じゃ、今現在どうかといいますと、これはもう皆さんは御存知だと思いますけれども、この21条の解釈というのは、二〇〇四年、平成十六年の最高裁の判決でこれが判例となっていて、これは、検案というのは、外表面から医師が死体を検査して、異状があればその時点が出発点となって24時間以内に警察署に届け出ると、こういうふうになっているわけですね。現場はどうかといいますと、まず、警察へ届け出た方がいいもの、あるいは届け出なければならないものというのを区別して対応しているんです。当たり前のことだと思います。現状はそうやっているわけです。

この通知を見て、これはおかしい。これ、死体が発見されるに至ったいきさつ、死体発見場所、状況等諸般の事情を考慮し、医師法第21条に基づき届け出ることになっているわけです。これは判例とはまるで違う。これはおかしいと思います。おかしいと思ったものは全て届け出る義務があるわけです。罰則付きの。そうなっているわけです。全く最高裁判決、判例に反していると私は思いますよ。

先ほど、磯崎さん、それから石橋さんもやられましたが、毎勤統計や賃金構造基本統計、これ統計の問題、統計というのは、ある人の言葉を借りるとタコつぼであって、全く外からも目が届かないというようなことを言いますが、それだけじゃなくて、これは、厚労省は遵法精神に欠けているんだと思いますよ。判例に基づいてこれまでいろいろ議論して、マニュアルまで変えてきたわけですよ。それをいきなり課長通知でひっくり返してしまうということがあるんでしょうか。非常に私は危険性を感じます。

具体の内容に入っていきますが、これ、先ほど私、例を挙げましたが、薬物中毒や熱中症によると、こう書いていますね。これは、死因の種類としてはどこに分類されるんですか。

政府参考人（吉田学君）

薬物中毒、熱中症という表現をさせていただいておりますが、死亡の原因であるところの死因の種類、これは12種類でございますが、その死体検案等を行っています医師が個別具体的に判断する性格だというふうに思っております。

その上で、例えばということで申し上げますと、死因の種類については、その死亡の原因が例えば薬物中毒である場合に、過って薬物を過剰摂取して死亡した例では不慮の外因死のうちの中毒ということが考えられると思いますし、例えばでありますが、自ら命を絶つために薬物を過剰摂取した例では自殺ということになる。

いずれにいたしましても、医師が個別具体的に判断した上で死亡検案等において整理をされるものというふうに私どもは理解をしております。

足立信也君

これ、死亡診断書記入マニュアル、今申し上げた薬物中毒や熱中症は外因死に入るんです、外因死。

資料の二（図1）をご覧ください。これ、平成二十七年度に、1番下にありますね、外因による死亡又はその疑いのある場合に24時間以内に所轄警察署に届け出るというのを削除したんですよ、削除したんですよ。もう一つが、異状のところが上から二段目にあります。ここも削除したんです。これはこの後行きますからね。

私も、ちょっと振り返りますと、当時、二〇〇七年、八年辺り、医療崩壊という言葉が本当に広く流布しましたね。私は、その原因は、まずは医療費抑制策、それから医療人材を抑制していこう、医療費亡国論ですね。それと、医療訴訟問題に警察の捜査が端緒になっていること、このこと。そして三つ目が、私は、医療を提供すると受ける側のリテラシーの違い、ギャップ、ここにあるということで、この問題は大きく取り上げられて、特に警察の関与が医療訴訟問題の端緒になっていると、このことですよ。

皆さん、大野病院事件のことを御存知だと思いますが、これは事故報告書が端緒だったわけです。医療崩壊を食い止めるために、医療事故調査制度を訴訟の端緒にするのではなくて、あくまでも医療安全、再発防止のためにつくると。これは、恐らく与野党を問わず皆さん強い決意で臨んだはずです。

そこで、医師法第21条は、これは診療があったかなかったかは関係ありません。医療現場に警察がいきなり逮捕状を持って乗り込むことのないように、21条の解釈を判例に基づいて忠実に行うことが最低限の必要条件だったんですよ。そのことで、先ほど資料二（図1）に申し上げた死亡診断書記入マニュアルを変えようじゃないかということを、私、再三にわたって質問してきたんです。

今、死因究明等推進基本法で診療関連死とそれ以外を切り分けることが、あのときやりました、これも前提条件でした。切り分けたので、警察の捜査が端緒にならない、訴訟の端緒にならないということに診療関連死にとってなったわけですよ。そのことが極めて大事。

しかし、死亡診断書記入マニュアルは、最高裁判例とは異なった内容だったんですよ。それが先ほどもお示ししたこの資料二（図1）の二十六年度（二〇一四年度）分の内容ですよ。だから、その二項目を削除していったんです。この削除によって、私どもが判例を基に変えていったということは繰り返しますが、21条の検案という概念は、解釈は、外表面から医師が死体を検査することだと、そして異状があったら、そこから24時間以内に警察に届け出るんだと、これは義務だと、罰則付きのですね、そういうことです。

この資料の二（図1）の病理学的のところの二段目、異状とは病理学的異状ではなく、法医学的異状を指しますということは、そしてその後、法医学会が定めている異状死ガイドラインも参考にしてください、これは間違っているということで、前半部分は、当時の原医政局長もそのように答弁されていますけれども、ここは、法医学会が定める異状死ガイドラインと、21条に言う異状は全く別の概念だという答弁も得られて、医師法第21条問題は整理されて、医療事故調査制度が警察捜査の端緒ではなくて純粋に医療安全、再発防止の仕組みとしてつくられたわけですよ。これが今までの経過です。

じゃ、大臣は報告受けましたということですので、お答えは難しいかもしれません。今回通知をだした、変更した、この意味は何ですか。

政府参考人（吉田学君）

今、委員、経緯も含めて御指摘をいただきましたので、少し私どもも経緯を含めて御答弁させていただきたいと思います。

まず、先ほど委員にお示しいただいた資料の中で法医学会のガイドラインの例も含めて御指摘をいただきました。今御質問の中でも引用されましたように、これにつきましては、平成二十六年六月の当時参議院の厚生労働委員会で、時の政府参考人から、この法医学会の異状死ガイドラインについては、異状というのはかなり幅広いものとして捉えておるということを申し上げ、法21条の異状と同じ異状という意味でも中身は違うと解釈しておりますという整理を私どもの方から申し上げております。

その上で、今回の二月八日に出しました医事課長通知につきましては、今資料でお配りいただいておりますように、検案するに当たっては、死体外表面に異常所見を認めない場合であっても、死体が発見されるに至ったいきさつ、死体発見場所、状況等諸般の事情を考慮し、異状を認める場合に、21条に基づき届け出ることを明らかにしたものでございますが、これは、これまで、二〇一二年十月二十六日の医療事故に係る調査の仕組み等のあり方に関する検討部会において、当時、私どもの医事課長が、基本的には外表を見て判断するということですけれども、外表をみるときに、そのドクターはいろんな情報を知っている場合もありますので、それを考慮に入れて外表を見られると思いますというふうに発言をしております。

また、二〇一四年六月十日の参議院厚生労働委員会におきまして、当時の厚生労働大臣から、この医事課長発言を引用する形で、我が省の担当課長からこのような話がありました、死体の外表を検査し、異状があると医師が判断した場合には、これは警察署長に届ける必要があるというふうに答弁をさせていただいておりまして、今般発出させていただきました二月八日の通知につきましても、これまで私どもとして示しておりました解釈と同趣旨の内容のものを確認として改めて示したものというふうに整理をさせていただいてございます。

足立信也君

全く違う。罰則付きの21条の届出義務に入るわけがないじゃないですか。

先ほど私、最高裁の判例で言ったのは、外表異状説と一般的に言われています。この今説明があったこと、先ほどの法医学会の異状死のガイドラインの異状と21条の異状は全く別の内容だ、これは原医政局長ですね。そのとおりです。別なんですよ。しかし、このガイドラインに、同じような、死体が発見されるに至ったいきさつ、死体発見場所、状況、身許、性別等諸般の事情を考慮というのがあるわけですよ。だから、これを削除したんですよ。外表異状、それが何よりも大事なんだと。

そこで、今回の内容ですが、これは、今私が申しあげたのは経過異状説といいますけど、一九六九年、四十四年ですね、昭和四十四年、万博の1年前です。私、小学校6年生ですがね。東京地裁の八王子支部の判決にある文章と極めて似ているんですよ。そこ、申しあげますよ。先ほどの資料の通知の「記」の下のところを見てほしいんですが、八王子支部の判決です。死体が発見されるに至ったいきさつ、死体発見場所、状況、身許、性別等諸般の事情を考慮し、ほとんど一緒じゃないですか。この文章は、この判決を引用したんですか。

政府参考人（吉田学君）

今般の二月八日の通知につきましては、私ども、この東京地裁の判決を引用したというものではございませんで、先ほど御説明申し上げましたように、これまでの医師法第21条について、厚生労働省として法解釈を示したものを改めて確認をさせていったものというふうに整理してございます。

足立信也君

それは、判例に異論を唱えたということですか。

政府参考人（吉田学君）

判例に意見をというお話しでございますが、今御指摘をいただいております判例とおっしゃいますのは、都立の広尾病院事件の平成十六年の最高裁判決を先ほど来の御質問の文脈からしておっしゃっているというふうに思います。ちょっと整理して申し上げます。

今回の二月の私ども医事課長通知においてお示ししたものは、医師が死体を検案するに当たって異状を認めるか否かを判断する際に考慮すべき事項を示したものというふうに思っております。広尾事件の最高裁判決、十六年判決は、医師が異状を認めるか否かを判断する際に考慮すべき事項を示しているものではなくて、わたしどもとしては、今回の通知がこの最高裁判決の判示内容と矛盾するものとは考えてございません。

足立信也君

考慮すべき事項を書いたんだと、そこがどうして医師法第21条に基づき罰則付きの警察署に届け出る条件になるんですか。

経過を言いますよ。先ほど私は経過異状説と申し上げましたが、八王子の支部の判決ですね。これは、その後もずっとこの説を唱える人がいます。実は、今、広尾病院の事件のことを吉田さんはおっしゃいましたけれども、地裁ではこれを採用しているんですよ、医師法第21条違反。しかし、控訴されて、東京高裁でそれは棄却されているんですよ。この法律の解釈からいって、経過異状説は取らない。そして、それを踏襲した最高裁の判決で判例になっているわけですよ。そういう経緯があるわけですね。

　今回のこの通知、そして死亡診断書記入マニュアルに書いてあることは、まさにこの経過異状説に戻っている感じなんですよ。考慮する、考慮するじゃないですよ。これに基づいて、その結果、届け出なかったら医師法第21条違反ですと書いてあるわけですよ。それは違いますよ、全く。

　これは、そのことを経過異状説と先ほど申し上げました。八王子判決から続く経過異状説ではなくて、外表異状だという形に二〇〇四年の最高裁の判決でなった。厚労省はそれを守るべき立場ですよ。あるいは、今までの経過異状説をいまだにおっしゃる方はいるけれども、それを正す立場ですよ。その結晶が、田原課長の先ほどの発言であったり、それから二〇一四年の田村大臣の発言じゃないんですか。そうやって守って来たんじゃないんですか、その判決を、判例を。それを自ら壊している。しかも、医事課という非常に狭い範囲内で突然出てきた。

　これ、先ほど八王子支部判決を引用したものではないとおっしゃいました。これは、じゃ、厚労省の職員がこのことを、一々この文言をひねり出したんですか、そういう意味ですか。

政府参考人（吉田学君）

まず、重ねて申し上げておりますように、私ども、今回のこの課長通知におきましては、今、この今回の御質問でも引用いただきました、私どもとしての、二〇一二年における当時の医事課長あるいは二〇一四年における当時の大臣の発言内容を踏まえた同じ趣旨の内容として今回の通知を出しているということを申し上げさせております。

その上で、個々の具体的な文言につきましては、最終的に部内において検討する過程においてこの表現を取らせていただいたというふうにご理解いただきたいと思います。

足立信也君

昨日の衆議院で橋本さんの質問でも同じものだと強調されて、そこで時間切れみたいな感じになったとすれば、聞きますよ。

判例に沿って私は確認したいと思います。検案とは死体の外表面を医師が検査することである、それでいいですか。

政府参考人（吉田学君）

まさに委員御指摘の都立広尾病院事件の最高裁平成十六年の判決におきまして、医師法第21条に言う死体の検案とは医師が死因等を判定するために死体の外表を検査することをいい、当該死体が自己の診療していた患者のものであるか否かを問わないというふうに判示されているというふうに承知をしてございます。

足立信也君

検案とはそういうことだと。

21条に言う検案とは、今申し上げた、外表から医師が検査することだと。

じゃ、届出義務の発生は、今申し上げた検案をして異状を死体に認識した時点、最高裁の判決はそうだと思いますが、それはそれでいいですか。

政府参考人（吉田学君）

まず、医師法の21条の条文そのものに、異状があると認めたときは届け出なければならないとなっておりますし、その上で24時間以内ということでございまして、その起算点は、死体を検案して異状があると認めたときということだと思います。

委員御指摘の都立広尾病院事件の平成十六年の最高裁判決においては、異状死体の届出義務の起算点にする解釈そのものは判示されてございませんが、その最高裁判決において維持された、先ほどもおっしゃっていただいた控訴審判決、平成十五年の東京高裁の判決においきましては、起算点について、厚生労働省と同趣旨の解釈を取った上で事実認定がなされているというふうに私どもとしては認識してございます。

足立信也君

その検案も届出も今までと解釈同じですね。

じゃ、異状とは異状死体のことである、それでいいですか。

政府参考人（吉田学君）

異状死体といういわゆるその言葉につきましては、医師法第21条に言う異状を認める死体というふうに解されるというふうに思います。

足立信也君

解釈はそのまま踏襲しているけれども、医師法第21条の解釈変更の通知を出して、そして死亡診断書記入マニュアルまで変えたということなんですよ。それがどういう意図を持っているのかという話なんですよ。

じゃ、最高裁の判決で、これ、全国民が憲法によって保障されている自己負罪拒否特権、当然、自分に不利なことは自分から発しなくてもいいということですが、21条には当然のことながら、先ほど申し上げているように、診療関連死も含まれます。当然、診療があろうがなかろうが関係ない、含まれます。

であるならば、医師の自己負罪拒否特権にどのように配慮した判決なんでしょうか。

政府参考人（吉田学君）

委員御指摘の自己負罪拒否特権は、これ、憲法上の権利、憲法第38条1項に由来し、何人も自己に不利益な供述を強要されないというところから導き出されるものというふうに承知をしておりまして、医師のみならず、何人に対しても配慮されるべき重要な権利であるというふうに思っております。

都立広尾事件判決、最高裁の平成十六年の判決におきましては、医師法第21条とこの自己負罪拒否特権との関係性について、死体を検案して異状を認めた医師は、自己がその死因等につき診療行為における業務上過失致死等の罪責を問われるおそれがある場合にも、本件届出義務を負うとすることは、憲法第38条1項に違反するものではないと解するのが相当であるというふうに判示をされていると承知をしてございます。

足立信也君

これ、その中に、私が思うのは、含まれているのは、やはり検案は外表からの検査を医師がしたときであってという、このことの中に、今までの診療経過等々については、いきさつ、状況を勘案しというものが、そこで自己負罪拒否特権の形で私は外表の検査に限定されるんだというふうに、免除されているんだと、私はそう解釈していますよ。じゃないと成り立たないですね。なぜ医師だけが自分に不都合あるいは不利なことも全部やらなきゃ、届け出なきゃいけないのかということになってくるわけです。そこに外表異状説というものがちゃんとそこを担保しているということなんだと、私はそう解釈しています、ずっと。私はその解釈に余り間違いはあるとは思えないんですけど。

じゃ、先ほどから出ています、この解釈は変わっていないと言いながら、これ、実は私、このことを知ったのは日本外科学会からの個人へのメールなんですよ。こういう通知がでましたから皆さん気を付けてくださいと。その通知が、実はこれ、全国の医療機関、学会、警察、それから刑事局、法務省の。そしてこれ、臨床研修をやる人にとっては、死因究明の基本計画の中で、この死亡診断書記入マニュアルについてしっかり研修すると書いてあるわけです。だから、この記入マニュアルを私は変更する必要があるとずっと言い続けて、変更されたわけですよ。その研修機関の医療機関まで全部通知が行っているんですよ、今、あっという間に。この通知がそれだけ行っているとなったら警察だって動きますよ。当然、刑事局だって、ああ、そうか、こういうふうに変わったのか、誰もがそう考えるじゃないですか。

これ、実は似ているなと思ったのは、外科学会からのメールが来ました、でも私が属している癌学会や癌治療学会や消化器外科学会からは来ていない。これ、死因究明の大綱案、二〇〇八年、あのときの賛否に非常に近いなと感じましたよ。大綱案に比較的賛成の人の方からメールが来ていて、これはけしからぬという人からはこの通知は私には来ていないですね、現時点では。

これは一体誰の要請かという話なんですよ。医事課の内部だけで考えて、文言まで考えて、判決は参考にしていませんと言い張るけど、一体誰の要請なんですか、これは。それが非常に私は気になる。

また、今、死因究明等推進基本法、あるいは医療基本法ということが言われているけれども、私はセットでこれが動いているような気がしてならないですよ。どんどん警察へ届け出る死亡届、これをまず増やしていこうという流れになっているんではないかと極めて私は懸念します。

これ、先ほども言っているように、死因究明等推進基本法の前提が崩れる話なんですよ。

この21条の解釈を変えると崩れちゃうんですよ。私、一歩も前に進めないんじゃないかと思いますよ、このまま放置したら。

そこで、今回の通知の最大の間違いは、医師法第21条に基づく罰則付きの警察への届出義務を勝手に広げたことですよ、勝手に、それは最高裁判決と違う内容である。そして、そのことを学会や医療機関、警察、刑事局、教育機関、臨床研修機関に送り付けている、そういうことなんですよ。これは私は大変なことになると実は思っていまして、医療崩壊再びという可能性だってありますよ。すごいことをやったなと、びっくりしているんですけど。

これ、じゃ、吉田さん、答えられる中で、本当に厚労省の内部だけで考えたことなんですか。どこかからの要請があったんですか。正直に答えてくださいよ。

政府参考人（吉田学君）

委員の御質問、三点あったかと思います。

まず一つ、端的に、今回の通知に至りました端緒といたしましては、委員お示しになりましたこの通知にもございますように、近年、死体外表面に異常所見を認めない場合は所轄警察署へ届出が不要であるとの解釈、これはいろんなところから私どもの担当課の方に、そういう情報があるのではないかというふうに寄せられたものというふうに承知をしておりますが、その解釈により、薬物中毒や熱中症による死亡等、外表面に異常所見を認めない死体については所轄警察署へ届出が適切になされないおそれがあるとの懸念の指摘を受けているという事実があり、そういうことも踏まえて今回の通知に至ったというのが経緯でございます。

また、重ねて申し上げますが、今回の通知、先ほど来引用いただいておりますように、これまで厚生労働省として示しておりました医師法第21条に関する解釈については変えるものではなく、同趣旨のものとして改めて明らかにしたこと。

そして、いろんなところにこの通知が一斉に送付された云々という形での御指摘をいただきました。正確にちょっと確認をしなければいけないのかもしれませんが、通常、私ども、この辺りの通知、解釈を示す場合には関係方面との情報共有を的確に行うためにいろんなところに情報共有をさせていただいているという、通常の従来からの行政運用の中で、今回の通知についても関係方面にお届けしたというふうに私どもとしては理解をしております。

足立信也君

前段部分のことは、私は大きな間違いだと思っていますよ。今現場はどうしているかと、冒頭、私、話したじゃないですか。

届出義務を負っている医師法第21条の警察への届出と、これは、亡くなった原因に何かおかしいと思って、これは検視に協力するためにしっかり警察へ届けようと、この二つがあるんですよ。その今私が申し上げた後者の方が概念的なものとおっしゃりたいわけでしょう。これは、調べた方がいいんではないかと、亡くなった原因をね、警察に協力しながらという話ですよ、それと、医師法第21条に基づいた罰則付きの届出義務とは別だということですよ。

だとしたら、二つ方法があると思います。一つは、今までの解釈と変わらないんだったら、変わらないんだったら、この通知は撤回すべきですよ。これが一点。二点目は、罰則付きの医師法第21条に基づく、死体の外表を検査して、そして異状があると認めたときは警察に届け出るというものとは別に、国民が、みんなが負っている、これはおかしい、何かの犯罪に関係しているのではないか等は、国民の皆さんみんな届け出るわけじゃないですか。医師だってみんな同じですよ。おかしいと思ったら届け出るわけですよ。

そういう、例えば児童虐待の防止等に関する法律、皆さん協力していろいろ作ったじゃないですか。これ、国民に対する通告義務というのがあるわけですよね、6条に。そして5条には、学校や児童福祉施設、病院関係者は特に早期に発見する可能性があるから、努力義務が課されているわけです。

つまり、国民全体に当然のことながらこれはおかしいから届け出るべきだという内容のものと、これは医師の罰則付きの義務として届け出なければいけないものというのをしっかり書き分けるべきですよ。それがないから、皆、また元の議論に戻っちゃったわけですよ。

今、二点申しあげました。解釈が何も変わらないんなら撤回すべきであるというのが一点。これは大臣しか答えられないかもしれませんよ。次は、これは、死因をはっきりさせるため、あるいは犯罪がそこに隠れている可能性があるから警察に協力してしっかり届出をやろうというものは別建てでそういうものを規定する。この二つだと、どっちかだと思いますよ、あるいは両方かもしれない。その点についてはどうお考えになりますか。

政府参考人（吉田学君）

まず、今回の二月八日にお示しをいたしました私どもの医事課長通知を撤回しろという御提案でございますが、先ほど来申しておりますように、私どもとしては、従来の解釈を変えるものではない中で、先ほど引用させていただきました、近年云々という形での届出が適切になされないおそれがあるとの懸念の指摘を受けて私どもとして判断をさせていただいたものでございまして、この趣旨については、本日ご質問いただきましたように、いろいろな機会を通じて私どもとしてもきちっとこの趣旨についてご説明をすることの努力はさせていただきたいと思いますけれども、この通知を撤回するという考え方は今のところは考えてございません。

また、二つ目の御提案としていただきました、罰則のない報告努力義務といいましょうか、別の形での、いろいろな異状と思われることがあった場合に通報するといいましょうか、情報を提供するような仕組みというものについては、その規定そういうのを法律上設けることに関しての必要性、あるいは社会情勢の変化、医療現場の状況等を総合的に勘案した上で慎重に考えるべきご提案というふうに受けとめさせていただきたいと思います。

足立信也君

今撤回しないと、えらい明言、思い切っちゃったことを言いましたけど、大変なことをはらんでいると思いますよ。先ほど連携のこと、これから私調べますからね。それはもう一回しっかりやろうと思います。

吉田さんは医系ではないからだと思う、現場はどうしているかということを分かっていないんですよ。届出義務が存在するものは届出していますよ。しかし、これは明らかに明確に病死じゃないと判断されない、されなかったものは届けているんですよ、実際。それを罰則のある届出義務だとしてしまう、21条に基づいてと書いてしまうのが大きな問題だということを申し上げているわけです。

この問題は早急に対応しないと、もうかなり現場も混乱していますから。そのことを申し上げて質問を終わります。

＊足立信也議員が論点とした死亡診断書（死体検案書）記入マニュアルの二〇一四年（平成二十六年）度版と二〇一五年（平成二十七年）度版との比較表は重要である。（図1）に提示する。

第7章　医師法第21条（異状死体等の届出義務）の「外表異状」の再確認と平成三十一年四月二十四日付け厚生労働省医政局医事課事務連絡、さらに死亡診断書（死体検案書）記入マニュアルの修正へ

第6章で、二〇一九年二月八日付け医事課長通知「医師による異状死体の届出の徹底について」で発生した混乱に対して、如何にして当面の対応をしたかということについて記して来た。また衆議院厚労委員会での三月十三日の橋本岳議員の質問、参議院厚労委員会三月十四日の足立信也議員の質問議事録を記して、事態収拾への流れを書いたが、この他にも、三月十九日には再度、衆議院厚労委員会で国光あやの議員が質問に立った。

丁度同じ時期に国会で死因究明等推進基本法案が最終調整中であった。国会での質問とは別に死因究明等推進基本法案を含めて、水面下での調整が続いたのである。この医師法第21条問題が紛糾しては、医療事故調査制度はもとより、十年来の議題である死因究明制度そのものが空中分解しかねない。医師法第21条問題は、それほどの重大事だったのである。ところが、当初からこの医師法第21条、医療事故調査制度さらには死因究明制度問題全般に関与し、最も理解している議員が、二月八日付け医事課長通知を知らされてい

なかったようである。問題点が明確になってからの佐々木健医事課長の対応は早かった。二〇一九年（平成三十一年）四月二十四日に二つの厚労省事務連絡を出すことにより、実質的に二月八日付け通知を無効化することとなった。

以下、厚労省から発せられた、二本の事務連絡をそのまま、記載し、再度確認のために行なった第2回の医師法第21条に関する懇談会議事録を記してこの問題の終結部分としたい。

（1）平成三十一年四月二十四日付け厚生労働省医政局医事課事務連絡、「『医師による異状死体の届出の徹底について』（平成三十一年二月八日付け医政医発０２０８第３号厚生労働省医政局医事課長通知）に関する質疑応答集（Q&A）について」

二〇一九年（平成三十一年）四月二十四日、厚労省医政局医事課は、事務連絡として、質疑応答集（Q&A）を出した。この質疑応答集（Q&A）は、「医師による異状死体の届出の徹底について」（平成三十一年二月八日付け医政医発０２０８第３号厚生労働省医政局医事課長通知）に対し、これまでの医師法第21条の解釈との整合性等に疑義が生じているとの疑念を払拭するために発出されたものである。また、これに合わせて、「平成三十一年度版死亡診断書（死体検案書）記入マニュアル」追補版が出されることとなった。

以下質疑応答集（Q&A）を記載したい。

「医師による異状死体の届出の徹底について」に関する質疑応答集（Q＆A）

問1　通知の発出の趣旨は何か。

（答）医師が検案して異状を認めるか否かを判断する際に考慮すべき事項を示したものであり、医師法第21条の届出を義務付ける範囲を新たに拡大するものではない。

　すなわち、平成二十六年六月十日の参議院厚生労働委員会における田村厚生労働大臣の答弁（注1）及び平成二十四年十月二十六日の第8回医療事故に係る調査の仕組み等のあり方に関する検討部会における田原医事課長の発言（注2）と同趣旨であり、医師は、死体の検案の際に、様々な情報を知り得ることがあることから、それらの情報も考慮して死体の外表を検査し、異状の判断をすることになることを明記したものにすぎない。また、届出の要否の判断は、個々の状況に応じて死体を検案した医師が個別に判断するものであるとの従来からの解釈を変えるものではない。

（注1）平成二十六年六月十日、参議院厚生労働委員会会議録（抄）

○田村厚生労働大臣　医師法第21条でありますけれども、死体又は死産児、これにつきましては、殺人、傷害致死、さらには死体損壊、堕胎等の犯罪の痕跡をとどめている場合があるわけでありまして、司法上の便宜のために、それらの異状を発見した場合には届出義務、これを課しているわけであります。医師法第21条は、医療事故等々を想定しているわけではないわけでありまして、これは法律制定時より変わっておりません。ただ、平成十六年四月十三日、これは最高裁の判決でありますが、都立広尾病院事件でございます。これにおいて、検案というものは医師法第21条でどういうことかというと、医師が死因等を判定をするために外表を検査することであるということであるわけであります。一方で、これはまさに自分の患者であるかどうかということは問わないということでありますから、自分の患者であっても検案というような対象になるわけであります。さらに、医療事故調査制度に係る検討会、これ平成二十四年十月二十六日でありますけれども、出席者から質問があったため、我が省の担当課長からこのような話がありました。死体の外表を検査し、異状があると医師が判断した場合には、これは警察署長に届ける必要があると。一連の整理をいたしますと、このような流れの話でございます。

（注2）平成二十四年十月二十六日第8回医療事故に係る調査の仕組み等のあり方に関する検討部会議事録（抄）

○中澤構成員　それは、外表を見てということは、外表だけで判断されるということでよろしいわけですね。

○田原医事課長　基本的には外表を見て判断するということですけれども、外表を見るときに、そのドクターはいろんな情報を知っている場合もありますので、それを考慮に入れて外表を見られると思います。ここで書かれているのは、あくまでも、検案をして、死体の外表を見て、異状があるという場合に警察署のほうに届け出るということでございます。これは診療関連死であるかないかにかかわらないと考えております。

○中澤構成員　そうすると、外表では判断できないものは出さなくていいという考えですか。

○田原医事課長　ですから、検案ということ自体が外表を検査するということでございますので、その時点で異状とその検案した医師が判断できるかどうかということだと考えています。

○中澤構成員　判断できなければ出さなくていいですね。

○田原医事課長　それは、もしそういう判断できないということであれば届出の必要はないということになると思います。

問2　最高裁平成十五年（あ）第１５６０号同十六年四月十三日第三小法廷判決及び東京高裁平成十三年（う）第２４９１号同十五年五月十九日第３刑事部判決（都立広尾病院事件）との関係はどのように整理されるのか。

（答）上記の判決により示された医師法第21条の死体の「検案」及び届出義務が発生する時点の解釈を含め、上記の判決で示された内容を変更するものではない。

問3　本通知は医師法第21条の「検案」に死体の外表の検査以外の行為を含ませようとするものか。

（答）医師法第21条は医師が検案をした場合を規定したものであり、「検案」の解釈は問2の最高裁判決が示すとおり、「死因等を判定するために死体の外表を検査すること」を意味するものである。本通知は「検案」の従来の解釈を変えるものではなく、死体の外表の検査のほかに、新たに「死体が発見されるに至ったいきさつ、死体発見場所、状況等諸般の事情」を積極的に自ら把握することを含ませようとしたものではない。

問4　本通知は医療事故等の事案について警察署への届出の範囲を拡大するものか。

（答）問1のとおり、本通知は、医師法第21条の届出義務の範囲を拡大するものではなく、医療事故等の事案についての届出についても、従来どおり、死体を検案した医師が個々の状況に応じて個別に判断して異状があると認めるときに届出義務が発生することに変わりない。

（2）平成三十一年四月二十四日付け厚生労働省医政局医事課、政策統括官付参事官付人口動態・保健社会統計室事務連絡、「平成三十一年度版死亡診断書（死体検案書）記入マニュアルの追補について」

平成三十一年四月二十四日付け厚労省医政局医事課事務連絡「『医師による異状死体の届出の徹底について』に関する質疑応答集（Q&A）について」を受けて、「平成三十一年度版死亡診断書（死体検案書）記入マニュアルの追補について」が同じく四月二十四日、厚労省医事課および政策統括官付参事官付人口動態・保健社会統計室から事務連絡として発出された。

以下、その内容を記載する。

「平成三十一年度版死亡診断書（死体検案書）記入マニュアル」追補について

本マニュアルの発行後に「「医師による異状死体の届出の徹底について」に関する質疑応答集（Q&A）について」（平成三十一年四月二十四日付け厚生労働省医政局医事課事務連絡）が発出されたことに伴い、本マニュアル収載内容に次のとおり追補いたします。

（1）該当箇所　4頁

改正前

（参考）医師法第21条（異状死体の届出）

医師は、死体又は妊娠４月以上の死産児を検案して異状があると認めたときは、24時間以内に所轄警察署に届け出なければならない。

（参考）医師による異状死体の届出の徹底について（通知）（平成三十一年二月八日医政医発０２０８第３号）（抄）

医師が死体を検案するに当たっては、死体外表面に異常所見を認めない場合であっても、死体が発見されるに至ったいきさつ、死体発見場所、状況等諸般の事情を考慮し、異状を認める場合には、医師法第21条に基づき、所轄警察署に届け出ること。

改正後

（参考）医師法第21条

医師は、死体又は妊娠４月以上の死産児を検案して異状があると認めたときは、24時間以内に所轄警察署に届け出なければならない。

（注）24―2頁「参考⑤」を参照すること。

（2）該当箇所　24頁の次に24―2頁～24―4頁として別紙を追加

（別紙）

参考⑤

平成三十一年二月八日医政医発０２０８第3号が発出されていますが、その解釈については、「『医師による異状死体の届出の徹底について』に関する質疑応答集（Q&A）について」（平成三十一年四月二十四日付け厚生労働省医政局医事課事務連絡）を参照すること。

「医師による異状死体の届出の徹底について」に関する質疑応答集（Q&A）

問1　通知の発出の趣旨は何か。

（答）医師が検案して異状を認めるか否かを判断する際に考慮すべき事項を示したものであり、医師法第21条の届出を義務付ける範囲を新たに拡大するものではない。

　すなわち、平成二十六年六月十日の参議院厚生労働委員会における田村厚生労働大臣の答弁（注1）及び平成二十四年十月二十六日の第8回医療事故に係る調査の仕組み等のあり方に関する検討部会における田原医事課長の発言（注2）と同趣旨であり、医師は、死体の検案の際に、様々な情報を知り得ることがあることから、それらの情報も考慮して死体の外表を検査し、異状の判断をすることになることを明記したものにすぎない。また、届出の要否の判断は、個々の状況に応じて死体を検案した医師が個別に判断するものであるとの従来からの解釈を変えるものではない。

（注1）平成二十六年六月十日参議院厚生労働委員会会議録（抄）

○田村厚生労働大臣　医師法第21条でありますけれども、死体又は死産児、これにつきましては、殺人、傷害致死、さらには死体損壊、堕胎等の犯罪の痕跡をとどめている場合があるわけでありまして、司法上の便宜のために、それらの異状を発見した場合には届出義務、これを課しているわけであります。医師法第21条は、医療事故等々を想定しているわけではないわけでありまして、これは法律制定時より変わっておりません。ただ、平成十六年四月十三日、これは最高裁の判決でありますが、都立広尾病院事件でございます。これにおいて、検案というものは医師法21条でどういうことかというと、医師が死因等を判定をするために外表を検査することであるということであるわけであります。一方で、これはまさに自分の患者であるかどうかということは問わないということでありますから、自分の患者であっても検案というような対象になるわけであります。さらに、医療事故調査制度に係る検討会、これ平成二十四年十月二十六日でありますけれども、出席者から質問があったため、我が省の担当課長からこのような話がありました。死体の外表を検査し、異状があると医師が判断した場合には、これは警察署長に届ける必要があると。一連の整理をいたしますと、このような流れの話でございます。

（注2）平成二十四年十月二十六日第8回医療事故に係る調査の仕組み等のあり方に関する検討部会議事録（抄）

○中澤構成員　それは、外表を見てということは、外表だけで判断されるということでよろしいわけですね。

○田原医事課長　基本的には外表を見て判断するということですけれども、外表を見るときに、そのドクターはいろんな情報を知っている場合もありますので、それを考慮に入れて外表を見られると思います。ここで書かれているのは、あくまでも、検案をして、死体の外表を見て、異状があるという場合に警察署のほうに届け出るということでございます。これは診療関連死であるかないかにかかわらないと考えております。

○中澤構成員　そうすると、外表では判断できないものは出さなくていいという考えですか。

○田原医事課長　ですから、検案ということ自体が外表を検査するということでございますので、その時点で異状とその検案した医師が判断できるかどうかということだと考えています。

○中澤構成員　判断できなければ出さなくていいですね。

○田原医事課長　それは、もしそういう判断できないということであれば届出の必要はないということになると思います。

問2　最高裁平成十五年（あ）第１５６０号同十六年四月十三日第三小法廷判決及び東京

高裁平成十三年（う）第２４９１号同十五年五月十九日第3刑事部判決（都立広尾病院事件）との関係はどのように整理されるのか。

（答）上記の判決により示された医師法第21条の死体の「検案」及び届出義務が発生する時点の解釈を含め、上記の判決で示された内容を変更するものではない。

問3　本通知は医師法第21条の「検案」に死体の外表の検査以外の行為を含ませようとするものか。

（答）医師法第21条は医師が検案をした場合を規定したものであり、「検案」の解釈は問2の最高裁判決が示すとおり、「死因等を判定するために死体の外表を検査すること」を意味するものである。本通知は「検案」の従来の解釈を変えるものではなく、死体の外表の検査のほかに、新たに「死体が発見されるに至ったいきさつ、死体発見場所、状況等諸般の事情」を積極的に自ら把握することを含ませようとしたものではない。

問4　本通知は医療事故等の事案について警察署への届出の範囲を拡大するものか。

（答）問1のとおり、本通知は、医師法第21条の届出義務の範囲を拡大するものではなく、医療事故等の事案についての届出についても、従来どおり、死体を検案した医師が個々の状況に応じて個別に判断して異状があると認めるときに届出義務が発生することに変わりない。

（3）「医師法21条（異状死体等の届出義務）に関する懇談会2」議事録

日時：二〇一九年五月三十一日　17時30分
場所：衆議院第2議員会館第7会議室
主催：一般社団法人医療法務研究協会
座長：一般社団法人医療法務研究協会理事長　小田原良治
演者：衆議院議員・元厚生労働副大臣　橋本岳
　　　厚生労働省医政局医事課長　佐々木健
　　　一般社団法人医療法務研究協会顧問弁護士　井上清成

1．小田原

本日はご多忙な中にもかかわらず、三月十四日に引き続いて開催いたします本日の「医師法21条に関する懇談会」のパート2にご参集いただき、誠にありがとうございます。

皆様ご存知のとおり、医師法21条に関して厚生労働省医政局医事課長名によって「医師による異状死体の届出の徹底について」と題する通知が、平成三十一年二月八日付けで発せられました。ただ、その内容は、前回の懇談会で佐々木医事課長が明言されたとおり、「この度の通知は、従前の内容と同じでして、何ら変わるところはございません」。

ところが、その通知によって、医療界には、それにもかかわらず、医師法21条に関する

「これまでの解釈との整合性等について疑義が生じているとの懸念が指摘され」ていました。そこで、今回は医療界に安堵してもらうべく、念のために再びこの懇談会を開催いたしました。

それでは、前回と同じ演者ですが、念のため紹介をさせていただきます。

2.（4名の自己紹介）

3. 小田原

この度、厚生労働省は、その懸念を払拭するために、「質疑応答集（Q&A）」を発表し、改定したばかりの「平成三十一年度版死亡診断書（死体検案書）記入マニュアル」にも、この質疑応答集を含め、さらに追補を入れたものと理解しております。

佐々木課長、このような理解でよろしいでしょうか。

4. 佐々木

そのご理解のとおりで、結構です。

5. 小田原

厚労省は、具体的にどのような手立てを講じられたのですか。

6. 佐々木

平成三十一年四月二十四日付けで2本の事務連絡を発出し、「質疑応答集（Q&A）」を作成して発表し、併せて「平成三十一年度版死亡診断書（死体検案書）記入マニュアル」にこの質疑応答集を含め追補を挿入するなどのことを行いました。

7. 小田原

橋本先生は、この間、どのようなご認識でしたか。

8. 橋本

私が三月十三日に衆議院厚生労働委員会で吉田学医政局長に質問してお答えをいただき、翌十四日にこの懇談会で佐々木課長にも同様のお答えをいただき、その段階で私自身は、疑義は払拭されたものと認識しております。ただ、疑義が生じているとの懸念までは払拭し切れなかったらしく、厚労省がその完全な払拭にさらに前向きに取り組んだ成果だと評価しております。

9. 小田原

井上先生は、いかがですか。

10. 井上

橋本先生と同じ認識ですし、今回の厚労省の前向きな取り組みは高く評価しております。

11. 小田原

佐々木課長、いかがですか。

12. 佐々木

皆様にご評価いただき、誠にありがたく存じます。ここに御礼申し上げます。

13. 小田原

最後に、井上先生から「質疑応答集（Q＆A）」の要旨をひと通りご紹介ください。

14. 井上

皆様に配布いたしました「（別紙）質疑応答集（Q＆A）」をご覧ください。問いが1から4まであり、それぞれに対して、別紙のとおりに回答が付いています。

（別紙のとおりにQ＆Aを朗読）

15. 小田原

橋本先生、最後に何かございますか。

16. 橋本

実は、今回の「質疑応答集」などの作業の進捗に伴って、やっと「死因究明等推進基本法」案が提出されることとなり、丁度、本日、参議院本会議で、全会一致で可決され、来週には衆議院で可決・成立する見込みとなりました。ここにご報告申し上げます。

17. 小田原

それはおめでとうございます。これでやっと、次の本格的な「死因究明推進」の段階に進めるのですね。

さて、これで疑義や懸念も払拭できましたので、医療界は医師法21条についてはこれで安心してよいと思います。

それでは、医師法21条に関する懇談会のパート2は、これで終了といたします。

皆様、どうもありがとうございました。

第8章　死因究明制度、医療事故調査制度、医師法第21条の枠組みを考える

（1）死因究明制度と医師法第21条の位置づけを考察する

二〇一九年（平成三十一年）二月八日付け医事課長通知「医師による異状死体の届出の徹底について」により、医療崩壊再来かと思われたが、この混乱はなんとか終息した。この問題は厚労省の素早い対応により、二〇一九年（平成三十一年）四月二十四日に出された二つの厚労省事務連絡（＊）によって、医師法第21条（異状死体等の届出義務）にいう『異状死体』の解釈は従来通り、「医師が検案（死体の外表を検査）して異状があると認めた場合に警察署に届け出る」ということが明確となった。一方で、この厚労省事務連絡が出される背景とも言うべき重要事項が進行中であった。すなわち、死因究明等推進基本法案の国会審議である。これは、ある面、重要な背景因子とも考えられるので、死因究明等推進基本法について若干検討しておきたい。

死因究明等推進基本法案可決成立

私は、医療事故調査制度創設に永年関与して来た。死因究明制度という大きな枠組みに関与してきたわけではないが、私の目から見た死因究明制度の枠組みを、故保岡興治元法務大臣との意見交換を念頭に整理してみようと思う。これは、あくまでも私の個人的理解であるが、制度の理解としては大きく違っていないであろう。

二〇一九年（令和元年）六月六日、死因究明等推進基本法案が衆議院本会議で可決、成立した。二〇一二年（平成二十四年）、民主党政権下で死因究明関連二法が成立したが、この時、民自党合意として、診療関連死は、この死因究明制度から除外され、別途制度が作られることとなった。この診療関連死について作られた制度が「医療事故調査制度」である（図2）。

この時の、民自党合意の当事者が、民主党（当時）の足立信也議員と自民党の石井みどり議員であった。当時の死因究明等推進法（死因究明等の推進に関

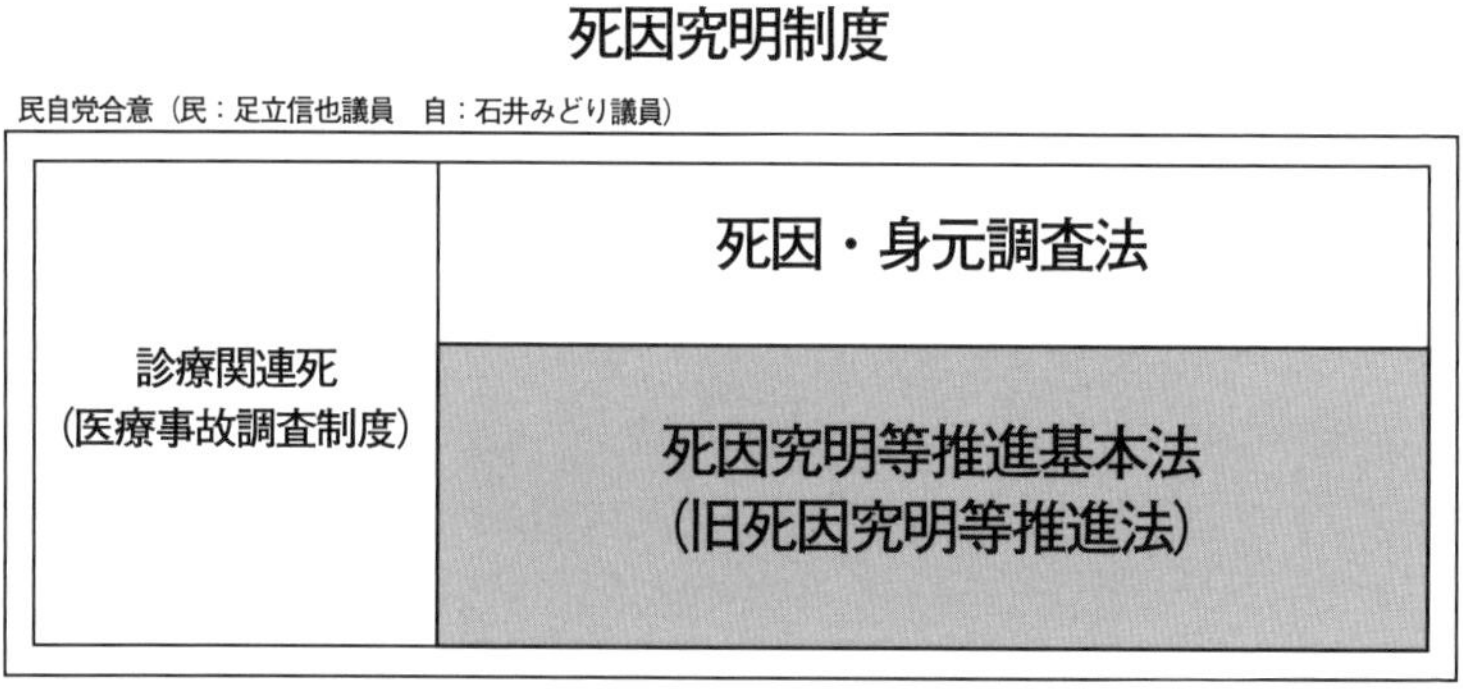

図2

する法律）は二年間の時限立法であったため、平成二十六年、後継法案として、新たに死因究明等推進基本法案が用意され、国会に提出されたが、衆議院解散にともない、廃案となった。このため、死因究明制度という枠組みは、死因究明等推進基本法部分の大きな部分が空白となったまま推移してきた（図3）。今回、令和元年五月三十日、参議院厚生労働委員会提案の法案として国会に提出され、衆議院で議決されることによって成立したのである。この死因究明等推進基本法が国会に提出予定で調整が行われている最中に、「医師による異状死体の届出の徹底について」という二月八日付け医事課長通知が出されたのである。状況を考えるととんでもない暴挙である。状況を承知の上で出されたものだとすれば、制度を根幹からひっくり返す意図があったと思わざるを得ない。

　死因究明制度は、死因究明2法として先行、出発し、同制度の対象外の診療関連死についての法律と

死因究明制度

死因究明等推進基本法案廃案の結果

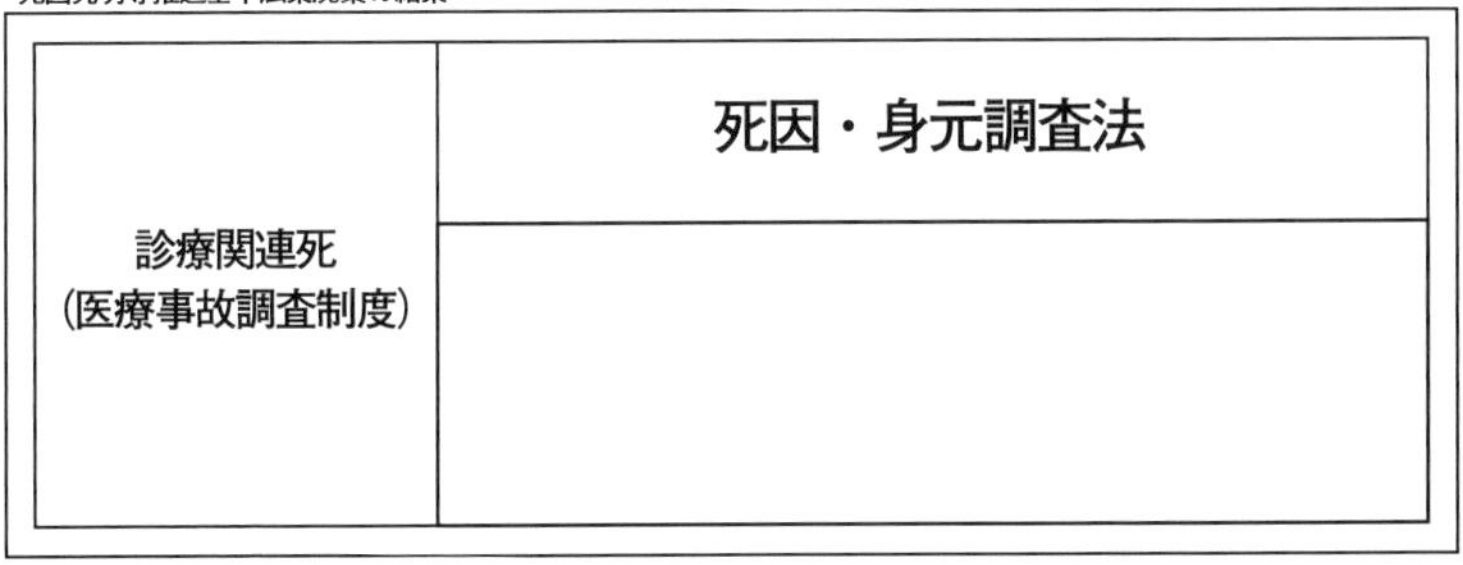

図3

して医療事故調査制度が創設されることにより、全体像が整うはずであったが、旧死因究明等推進法期限切れに伴って用意された死因究明等推進基本法案が二〇一四年（平成二十六年）の国会で廃案となったため、死因究明制度は、死因・身元調査法（警察等が取り扱う死体の死因又は身元の調査等に関する法律）と医療事故調査制度のみが残り、死因究明等推進基本法部分が大きな空白となったまま推移していたものである（図3）。

二〇一九年（令和元年）六月六日に死因究明等推進基本法が成立したことにより、死因究明制度は本来の全体像（図2）が整ってきたということができよう。この死因究明制度の枠組みの中に医師法第21条がある（図4）。本来の経緯からすれば、医師法第21条のみで対処できない部分があるために死因究明制度創設の動きとなったのであるが、結果的には、死因・身元調査法、死因・究明等推進基本法、医療事故調査制度と3つがそろったことにより、医師法

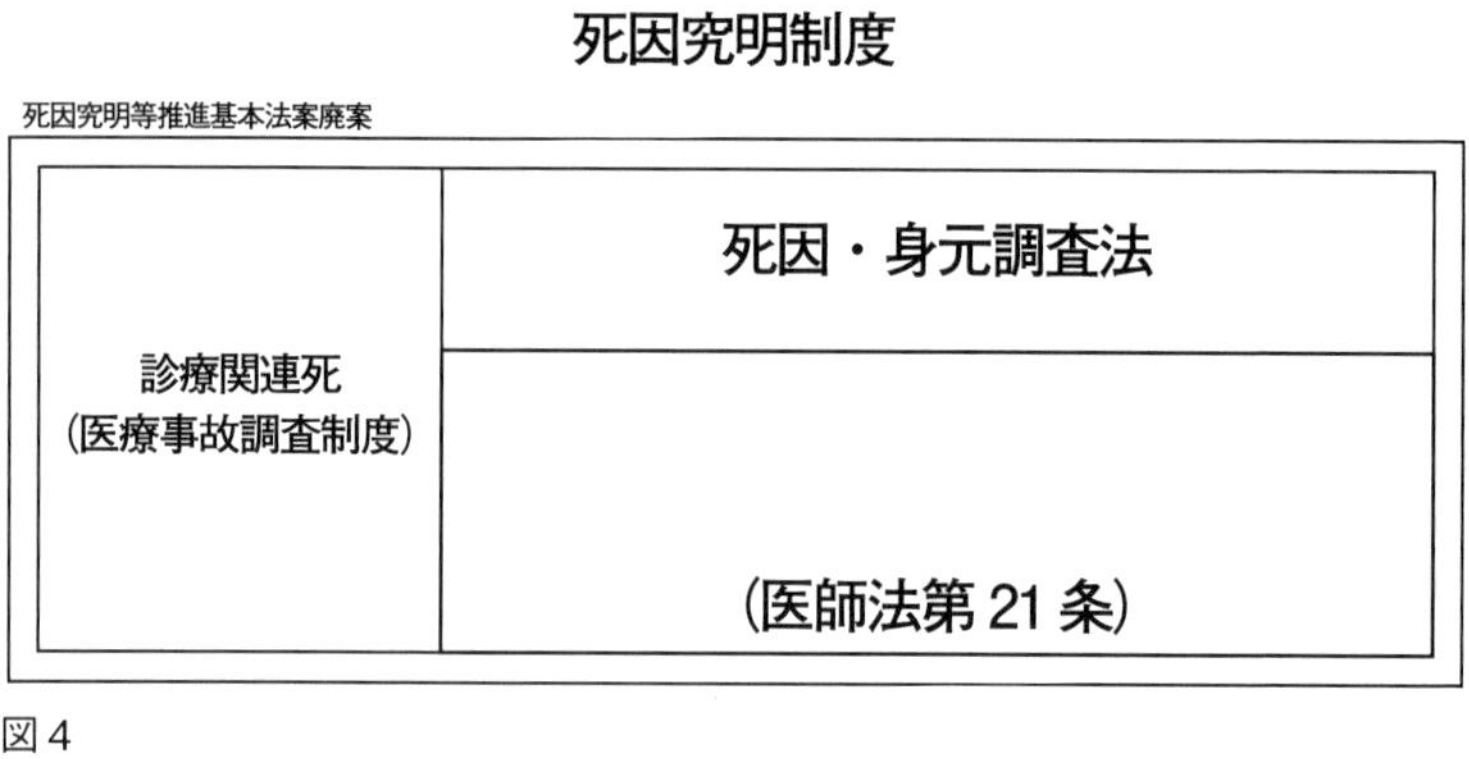

図4

第21条はその枠組みの中に入ったということであろう（図5）。

死因究明等推進基本法案と医師法第21条に絡む不穏な動き

二〇一九年（平成三十一年）二月八日に出された「医師による異状死体の届出の徹底について」という医事課長通知は、医師法第21条の解釈変更とも解されかねないものであった。種々の動きや資料を俯瞰しつつ推察すれば、ある企てがあった可能性がある。以下、あくまでも推論ではあるが、私が、事実関係を基に考察したことを述べてみたい。

二〇一四年（平成二十六年）衆議院解散により、死因究明等推進基本法案が、廃案となったことから、図3の状態となっていたと考えられる。一方、医療事故調査制度は適切な制度として創設され、ほぼ良好に運用されている。死因究明制度という大きな枠組みの内の死因・身元調査法と医療事故調査制度の

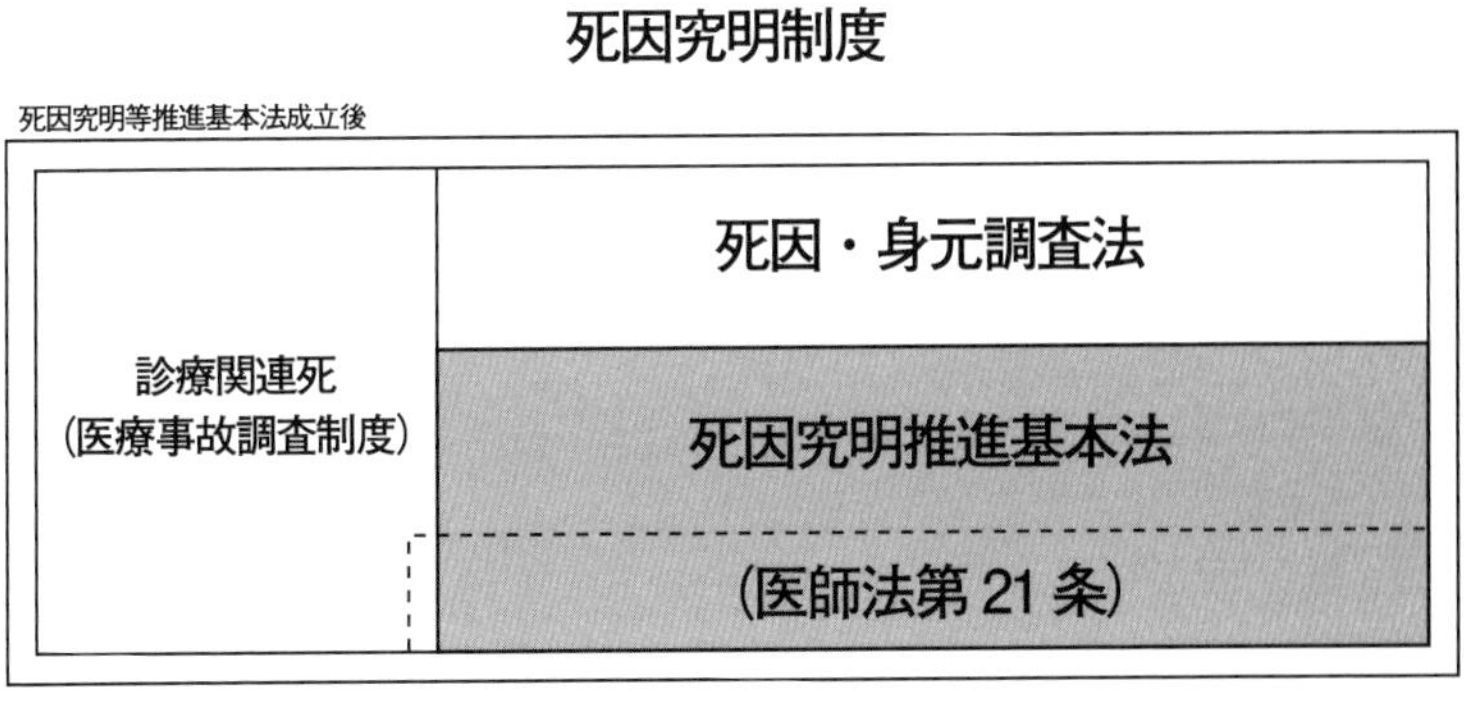

図5

みが存在し、変死体の死因究明に関わる死因究明等推進基本法部分が空白となっていた。このため、死因究明等推進基本法案は、第百九十八回国会に提出予定で諸々の調整がなされていた。死因究明等推進基本法成立により、わが国の死因究明制度は一つの枠組みができ上がる予定であった（図5）。

　ところが、このように制度が安定すること、言い方を変えれば、医療事故調査制度がこのまま定着することを良しとしない人々がいた可能性がある。このような人々が医師法第21条（異状死体等の届出義務）の暴走を目論んだ節がありそうである。

　医師法第21条（異状死体等の届出義務）は、本来、診療関連死を対象としていなかった（図6）。このことは、田村憲久厚労大臣答弁にもあり、東京都立広尾病院事件東京地裁判決より前の司法判断にもあり、また、それまでの医療界の常識でもあった。医師法第21条は、変死体についての届出義務規定であった。本規定が診療関連死に適用されたのは、東

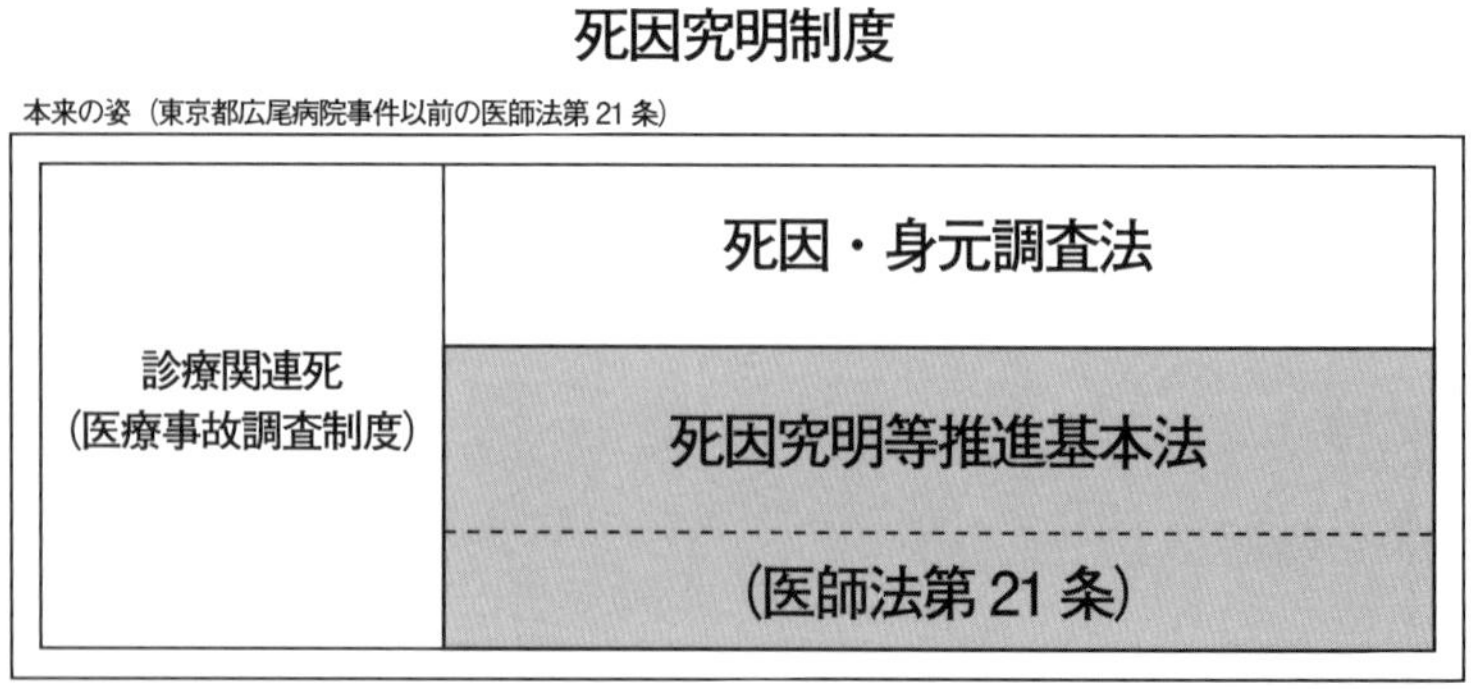

図6

京都立広尾病院事件東京地裁判決である。この東京地裁判決は、控訴審の東京高裁によって破棄される。東京高裁は自判したが、その時に医師法第21条を合憲限定解釈することにより憲法第38条1項（自己負罪拒否特権）違反を回避した。東京高裁は、「医師法第21条にいう死体の『検案』とは、医師が、死亡した者が診療中の患者であったか否かを問わず、死因を判定するためにその死体の外表を検査することをいう」と判示したのである。医師法第21条を本来の解釈に基づき、図3中に挿入すれば、図6のようになるはずである。ところが、死因究明等推進基本法の空白（図4）に目をつけ、医師法第21条の解釈を拡大し、法医学会異状死ガイドラインに近づけ、図7の状態を目指した人々がいた節がある。だとすれば、まさに、確信犯の人々がいて、微妙な隙に厚労省通知という楔を打ち込もうとした可能性があるのである。足立信也議員の「（この通知は）どの範囲のどの合議体でこれを決めたんですか。あるいは

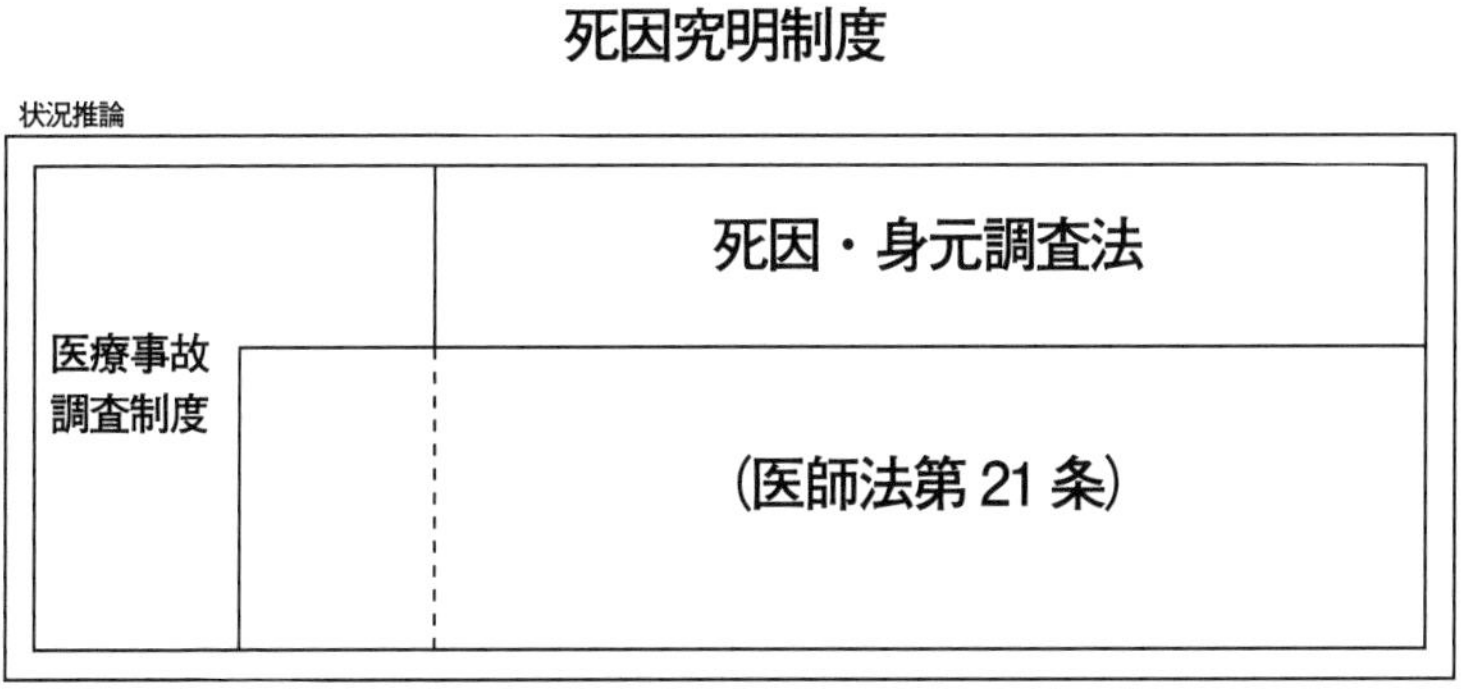

図7

課内だけの話ですか」に始まる一連の質問は、このような動きを感じ取ったので出された質問だったのではないかと推察している。

幸い、異様な動きを瞬時に察知でき、医療事故調査制度創設の経緯を熟知している方々の協力、厚労省の迅速な対応で事なきを得た。そして、死因究明等推進基本法の成立により、死因究明制度のしっかりした枠組みができ上がったというべきである。これで、死因究明制度は安定し、今回のような動きは回避されるであろう。しかし、細部はいろいろ残っている部分がある。制度が牙をむかないように、医師法第21条、医療事故調査制度には今後も細心の注意が必要である。

東京都立広尾病院事件最高裁判決を振り返る

東京都立広尾病院事件は医師法第21条に関して極めて重要な事件である。繰り返しになるが、東京都立広尾病院事件最高裁判決を振り返ってみたい。最高裁判決の要旨は以下の二点である。

1　医師法第21条にいう死体の「検案」とは、医師が死因等を判定するために死体の外表を検査することをいい、当該死体が自己の診療していた患者のものであるか否かを問わない。

2　死体を検案して異状を認めた医師は、自己がその死因等につき診療行為における業務上過失致死等の罪責を問われるおそれがある場合にも、医師法第21条の届出義務を負うとすることは、憲法第38条1項に違反しない。

要旨1部分は、繰り返し述べて来たように、医師法第21条にいう『検案』とは、「死因等を判定するために死体の外表を検査すること」であり、『検案』(死体の外表検査)をして、異状を認めた場合に届出義務が発生するというものである。いわゆる「外表異状」である。要旨2部分は、要旨1部分を前提として、医師法第21条の違憲を否定した部分である。要旨2部分で、最高裁は①警察官が犯罪捜査の端緒を得ることを容易にする司法警察上の機能が第一義的であることに加え、②場合によっては、警察官が緊急に被害の拡大防止措置を講ずるなどして社会防衛を図ることを可能にするという役割をも担った行政手続上の義務―と二つの機能を持たせて医師法第21条の守備範囲の説明とした。しかし、被害拡大防止などの行政上の機能については、現在も警察がその機能を果たしているとは言い難い。むしろ、都道府県、保健所等が担っている役割と言うべきものである。むしろ警察捜査が介入することによって情報が出て来なくなるとの懸念もある。ここに死因究明制度の創設意義があった。

さて、今回、死因究明等推進基本法が成立した。これは基本法であり、詳細はこれからということであろうが、死因究明に関する制度ができ上がることにより、最高裁が判示した要旨2部分の警察が担う行政機能に対する、行政手続き上の義務は消失するということであろう。医師法第21条は明確に①犯罪捜査の端緒のみが残ることになる。まさに、場合によっては、自己負罪拒否特権との正面衝突が想定されよう。医師法第21条は、本来の変死体等の（診療関連死外の）届出義務に守備範囲を再び限定する時に来ていると言うべきではなかろうか（図6）。

＊平成三十一年四月二十四日付け厚生労働省医政局医事課発事務連絡「『医師による異状死体の届出の徹底について』（平成三十一年二月八日付け医政医発0208第3号厚生労働省医政局医事課長通知）に関する質疑応答集《Q＆A》について（第7章（1））

平成三十一年四月二十四日付け厚生労働省医政局医事課、政策統括官付参事官付人口動態・保健社会統計室発「平成三十一年度版死亡診断書（死体検案書）記入マニュアルの追補について（第7章（2））

本章で使用したこれらの図2〜図7は、あくまでも分かりやすく単純化して、筆者が図にしたものであり、このようなポンチ絵が法案とともに使用されているわけではない

（2）追記：医師による死因等確定・変更報告の取扱い及び解剖等調査の適切な選択・実施

二〇一九年（平成三十一年）二月八日の厚労省医政局医事課長通知「医師による異状死体の届出の徹底について」に先立ち、二〇一八年（平成三十年）十二月五日に「医師によ

る死因等確定・変更報告の取扱いについて」との厚労省医政局長通知が出された。医療事故調査制度も概ね良好に運用されており、医師法第21条も『外表異状』として定着しており、厚労省担当者とも情報交換がなされていたので、当初、私は、この通知を評価すべきものとして紹介した。医師法第21条の解釈を『外表異状』とし、医療事故調査制度を医療安全の制度として、WHOドラフトガイドラインに則って秘匿性を保ったものであるとの理解を前提としての話である。ところが、この約二カ月後には、同じ部署から二月八日付け医事課長通知が出されたのである。二〇一八年（平成三十年）十二月五日に出された「医師による死因等確定・変更報告の取扱いについて」との通知を評価していた私としては、不信感で憤った。しかし、縷々述べて来たように、厚労省の素早い対応で、医師法第21条の解釈は従来通り『外表異状』である旨の確認ができた。あらためて、当時の拙文を転記するとともに、二〇一九年（平成三十一年）四月二十四日に事務連絡として出された「『医師による異状死体の届出の徹底について』（平成三十一年二月八日付け医政医発０２０８第３号厚生労働省医政局医事課長通知）に関する質疑応答集（Ｑ＆Ａ）について」通知と同じ日に出された「医療事故調査制度における解剖等調査の適切な選択・実施について（平成三十一年四月二十四日付け医政総発０４２４第１号、医政医発０４２４第３号、厚生労働省医政局総務課長、厚生労働省医政局医事課長通知）」を紹介しておきたい。この二つの通知は、医療事故調査制度は医療安全の制度であるという大前提が守られてこそ、適切な通知と言えるのである。医療事故調査制度創設の経緯を逸脱すると同時にこれらの諸通知は愚策と化することを忘れてはならない。

医師による死因等確定・変更報告の取扱いについて（医政発１２０５第1号、政統発１２０５第1号、平成三十年十二月五日）

「死体検案書等を交付した医師は、その後、解剖、薬毒物検査、病理組織学的検査（以下「諸検査」という。）の結果等により死因等を確定又は変更した場合は、速やかに……厚生労働省政策統括官付参事官付人口動態・保健社会統計室に対し、死因等を確定又は変更した旨を報告すること。また、……死因の誤記訂正については、引き続き、昭和四十八年通達に基づき取り扱うものとする。

なお、死因等の確定前に死体検案書等を交付する医師は、諸検査の結果等が判明しておらず、死因等を確定することができない場合は、死体検案書等の『死亡の原因』欄を『不詳（検索中）』、『死因の種類』欄を『12. 不詳の死』と暫定的に記載し、死体検案書等を交付すること。」

以上が通知の内容であるが、死体検案書等を交付した医師とは、死亡届に添付して市区町村に提出する死亡診断書・死体検案書を交付した医師であり、この医師のみが死体検案書等（死亡診断書を含む）記載内容の確定・変更ができる。また、この確定・変更の死体検案書等は、不正の目的（紛争等の資料等）に使用されるおそれが強いときは遺族等に交付しなくてもよいとされている。紛争等のリスクを回避し、統計の正確性を目指したものであり、賢明な判断であろう。
確定・変更検案書等は、直接厚労省担当部署に報告することとされ、この報告書は人口動態調査実施年（死亡年の翌年五月末）の翌年一月一日から起算して一年経過後、廃棄される。即ち、二年以内に廃棄され、他に流出することがない。秘匿性の担保に留意した合理的なシステムと言えよう。

監察医務機関（東京都監察医務院等）において取り扱われた死体については死因等確定・変更報告の必要はなく、誤記訂正等は従来通りの取扱いとされている。監察医務機関等で行政解剖された死体は、すでに現行でも確定・変更報告がなされているので、今回の通知の対象外であり、病名等の誤記訂正も従来通りということである。新たな事実が発見されず、「死亡の原因」欄が「不詳」、「死因の種類」欄が「12．不詳の死」で確定した場合の報告も不要とされている。諸検査の結果にもかかわらず、死因が特定できなかったものは改めて報告の必要はないということである。

この通知は死因統計の正確性を図ることを目的とし、このための確定・変更報告が訴訟等に使用されないように留意したものと思われる。

医療事故調査制度論争の時、保岡興治元法務大臣と約二時間一対一で話をしたことがあった。保岡興治元法務大臣から、日本の死因統計の信頼度が国際的に低いとの話があった。この時、埋葬許可目的の死亡診断書（死体検案書）を単純に死因統計に用いて正確を期するのには無理があり、埋葬許可の診断書（証明書）と死因統計の書類を別にすべきではないかと意見を述べたことがある。今回の死因等確定・変更報告の直接厚労省のみへの報告システムは、従来の報告システムに死因統計の正確性を付加するシステムを組み込んだ賢明な解決手段であると思われる。

近年の厚労行政には、学術資料、医療安全資料の紛争等への流用のリスクに配慮が見られるように感じられる。評価すべき方向性であると言えよう。厚労行政にもＷＨＯドラフトガイドラインにいう、「説明責任を目的とした報告制度」と「学習を目的とした報告制度」の分離の精神が浸透しつつあると言えるのではなかろうか。

医療事故調査制度における解剖等調査の適切な選択・実施について（平成三十一年四月二十四日付け医政総発０４２４第1号、医政医発０４２４第3号、厚生労働省医政局総務課長、厚生労働省医政局医事課長通知）

医療事故調査制度については、医療安全の確保のため、医療事故の再発防止を図ることを目的とし、平成二十七年十月一日から施行されています。

制度における解剖等の調査項目については、当該医療機関において、事案に応じて、事前にどの程度死亡の原因を医学的に判断できているか、遺族の同意の有無、実施により得られると見込まれる情報の重要性などを考慮して選択し、実施の有無を判断していただくようお願いしております。

こうした中、平成三十一年一月一日より、死体検案書等を交付した医師が、その後、解剖、薬毒物検査、病理組織学的検査の結果等により死因等を確定又は変更した場合は、厚生労働省にその旨の報告をするよう通知（「医師による死因等確定・変更報告の取扱いについて（周知依頼）」（平成三十年十二月五日付け医政発１２０５第1号、政統発１２０５第1号厚生労働省医政局長、政策統括官（統計・情報政策、政策評価担当）連名通知））を発出し、死因統計の一層の正確性を図ることとしております。

死因究明を行うためには、有効な方法とされる解剖をはじめ、病理組織学的検査、死亡時画像診断等の調査が適切に選択・実施されることが重要であると考えており、遺族にも死亡後の諸検査の意義をわかりやすく説明していただくようお願いいたします。

貴職におかれましては、医療事故調査の適切な実施について、その運用に遺憾のないよう特段のご配慮をいただくとともに、管下政令指定都市、保健所設置市区、医療機関、関係団体等に対し周知をお願いいたします。

なお、本通知は、地方自治法（昭和二十二年法律第67号）第２４５条の４第１項の規定に基づく技術的助言であることを申し添えます。

おわりに

本書のテーマは言うまでもなく、医師法第21条（異状死体等の届出義務）についての考察である。医師法第21条は、①死体の検案とは死体の外表を検査することであり、②検案して異状を認めた場合は警察への届出義務が発生するということである。もともと、医師法第21条は変死体に対する規定であり、診療関連死を対象としていなかった。本来、何の問題もなかった条文が猛威を振るい医療崩壊へ至った時代を繰り返さぬよう、今一度、医師法第21条にいう「異状死体」の意味を問い直したものである。

私は、たまたま医師法第21条問題から医療事故調査制度創設にかかわった。難産の末、適切な制度として出来上がった医療事故調査制度創設への経緯を風化させないように、後進への申し送りとして、前著『未来の医師を救う医療事故調査制度とは何か』を書いた。前著の発行日は二〇一八年（平成三十年）十二月十八日である。この本の出版で、筆者は一区切りついたと思っていた。医療事故調査制度創設の前提であった医師法第21条は解決済みと思っていたからである。ところが、二〇一九年（平成三十一年）二月八日、問題の医事課長通知が出たのである。担当補佐の暴走である。筆者は愕然とした。ただちに、この二月八日付け医事課長通知の問題点の広報を行った。同時に、大事に至らぬよう収拾するための応急処置を探った。この医事課長通知に対処するための活動をしている間にわかったことは、この通知を、議員の方々を始め、医療事故調査制度創設に深くかかわった人々が聞かされていなかったことである。厚労省担当補佐の暴走だったようである。優秀な補佐であっただけに、思い込みで走りすぎたのであろう。甚だ残念な思いでいる。

私は、拙著『未来の医師を救う医療事故調査制度とは何か』を持って、医師法第21条と医療事故調査制度との関係を説明して回った。その意味では、前著発行の意義が十分にあったと考えている。

医師法第21条の解釈は、司法的には東京都立広尾病院事件東京高裁判決・最高裁判決にある。行政的には、医療事故調査制度創設論議の中の厚労省見解にある。本書の主旨は、この二つを改めて明確にすることであるが、今回の担当者とのやりとりの中で出てきた大審院判決、東京地裁八王子支部判決等の解釈、歴史的経緯を含め、関係部分に言及した。事態収拾への記録はそのまま掲載した。衆議院及び参議院厚労委員会での議員質問までが応急処置部分であり、二〇一九年（平成三十一年）四月二十四日の厚労省事務連絡「『医師による異状死体の届出の徹底について』に関する質疑応答集（Q&A）について」の発出、死亡診断書（死体検案書）記入マニュアル追補版の発出が今回の収拾結果である。今回、直接に我々が目指したものではないが、結果的には、死因究明等推進基本法成立に、今回の事態が貢献したと言えるかもしれない。今回の医師法第21条をめぐる騒動と死因究明等推進基本法とは一体であったのではなかろうかというのが私の個人的見解である。

これで、医師法第21条問題は完全終結である。再度、燃焼し始めないようにとの思いで本書の執筆を決断した。全体を俯瞰せず、自己の個人的価値観で制度をいじる危険を二度と起こすことのないようにとの思いで本書を執筆した。本書が少しでも医療現場の手助けとなればと祈っている。

今回も、井上清成弁護士との二人三脚で、多くの方々の御支援をいただき、解決することができた。筆を置くにあたり、今回の事態収拾に御協力をいただいた多くの方々に心から感謝申し上げる。

最後に、一般社団法人鹿児島県医療法人協会、鹿児島市医師会の役職員の方々の御支援に感謝申し上げる。

脱稿後の出来事についての追記（1）

鹿児島県医療法人協会研修会「医師法21条を語る」

令和元年九月二十八日、鹿児島市で、周知のために上記研修会を開催した。メンバーも内容も「医師法21条に関する懇談会2」（P229）と同一だが、死因究明等推進基本法について、橋本岳議員から解説があったので、議事録から、この部分のみ抜粋記載しておきたい。

橋本議員
実は、今回の「質疑応答集」などの作業の進捗に伴って各党の合意が整いまして、やっと「死因究明等推進基本法」案が国会に提出され、令和元年六月六日に成立しました。今回、井上先生からご紹介いただいたような作業が二月から四月くらいにかけていろいろ行われたわけですが、それにともなって各党の合意が整って、私個人からいうと十年越しの懸案であったのですが、死因究明等推進基本法という法律が今年の六月六日に成立できました。

今後の見通しとして申し上げれば来年四月一日施行になりますので四月一日に、今内閣府がそれを所管しているのですが、厚生労働省に移管されてくるということになりまして、法律に則って推進本部員という、これは厚生労働相が本部長で他の関係国務大臣の方々、有識者の方々で本部員をすることになりますが、そうした本部を立ち上げて、今、現行閣議決定をされている死因究明推進計画はできてから何年も経っているのでその見直しをするという作業に入る。今の見通しだと来年度中にそんなことができるといいなと思っています。

ただし念のためにこれは申し添えておきますが、その推進基本法の第31条というのがございまして「医療の提供に関連して死亡した者の死因究明に係る制度については、別に法律で定めるところによる。」となっているので、死因究明の推進法およびその基本計画のスコープ（範囲）はそれ以外のところよ、ということでございます。

別に法律に定めるところによる、とは今主に指しているのは医療事故調査制度のことになるのだろうと思いますが、一応そういうような仕切りの中でまた死因究明制度も動いていくということをお伝えしたいと思います。

脱稿後の出来事についての追記（2）

「医療行為と刑事責任の研究会中間報告」を厚労省が公表

二〇一九年（令和元年）十二月二十七日、厚労省は、「医療行為と刑事責任の研究会」の中間報告を公表した。この研究会の出発点は、二〇一六年（平成二十八年）の医療事故調査制度見直し論議時にさかのぼる。私にとっては、故保岡興治元法務大臣とやり取りをした懐かしい想い出でもあり、四病院団体協議会の一員として、自民党の「医療事故調査制度の見直し等に関するワーキングチーム（自民党ＷＴ）」のヒアリングに参加し、論戦を闘わせた想い出でもある。

二〇一六年（平成二十八年）六月九日、自民党政務調査会、社会保障制度に関する特命委員会、医療に関するプロジェクトチーム、医療事故調査制度の見直し等に関するワーキングチーム（自民党ＷＴ）が合同で「医療事故調査制度等に関する見直しについて」をとりまとめた。これを受けて医療事故調査制度を改正する、医療法施行規則及び医政局総務課長通知が六月二十四日に出された。このようにして、二〇一六年に医療事故調査制度は改正されたのであるが、自民党ＷＴ報告書には、「医師法第21条の見直し、医療行為と刑事責任との関係等について、さらに検討を深めていく必要性について意見の一致をみた」との記載があり、この点は積み残し課題との声があった。この「医療行為と刑事責任との関係」の検討の場として設置されたのが、「医療行為と刑事責任の研究会」である。中間報告とはいいながらも、とりまとめを今回公表したことで、厚労省としては、積み残し課題に、一定の区切りをつけたということであろう。

報告書は、刑事医療裁判となった事例の特徴として、「独善的な心理」や「軽率的な心理」等を指摘しており、「必要なリスクを取った医療行為の結果、患者が死亡したケース」について刑事裁判で有罪となった例は存在しなかったとしている。「医療行為と刑事責任の研究会」の中間報告公表により、自民党ＷＴが示した医療事故調査制度の見直し等が全て終了したということであろう。この中間報告書をみても、現在の医療事故調査制度が適切に運営されていることの成果が現れているとすべきであり、医療事故調査制度の定着を静かに見守る時期にあると言えよう。本書執筆の契機となった、二〇一九年二月八日付け医事課長通知の愚を繰り返してはならないのであって、「角を矯めて牛を殺す」の愚を肝に銘ずるべきである。

本書の内容は日本医療法人協会ニュース、鹿児島市医報、日本医事新報、Ｐｈａｓｅ３等に発表した論考をまとめたものである。

著者紹介

小田原良治（おだわら　りょうじ）

一般社団法人医療法務研究協会理事長。
昭和22年生まれ。昭和47年鹿児島大学医学部医学科卒業。昭和48年鹿児島大学第一外科入局。昭和56年医学博士。日本医療法人協会常務理事、日本医療法人協会医療安全部会長、厚労省「医療事故調査制度の施行に係る検討会」構成員を歴任。現在、医療法人尚愛会・社会福祉法人佳成会理事長、鹿児島県医療法人協会会長、日本医療法人協会常務理事・医療安全部会長、鹿児島県病院企業年金基金理事長、鹿児島市医師会医療事故調査制度サポートセンター委員長他。著書に、『医療事故調運用ガイドライン』（共著、へるす出版）、『Q＆A医療事故調ガイドブック』（共著、中外医学社）、『「医療事故調査制度」早わかりハンドブック』（共著、日本医療企画）、『医療事故調査制度対応マニュアル』（共著、日経BP）、『未来の医師を救う医療事故調査制度とは何か』（幻冬舎）、『鹿児島県医療法人協会創立55周年記念事業院内医療事故調査マニュアル』（共著、幻冬舎）がある。

死体検案《したいけんあん》と届出《どどけで》義務《ぎむ》
医師法《いしほう》第《だい》21条《じょう》問題《もんだい》のすべて

2020年5月19日　第1刷発行

著　者　　小田原良治
発行人　　久保田貴幸

発行元　　株式会社 幻冬舎メディアコンサルティング
〒151-0051　東京都渋谷区千駄ヶ谷4-9-7
電話　03-5411-6440（編集）

発売元　　株式会社 幻冬舎
〒151-0051　東京都渋谷区千駄ヶ谷4-9-7
電話　03-5411-6222（営業）

印刷・製本　シナジーコミュニケーションズ株式会社
装　丁　　鳥屋菜々子

検印廃止

ISBN 978-4-344-92828-2 C0047
幻冬舎メディアコンサルティングHP
http://www.gentosha-mc.com/